AF320600

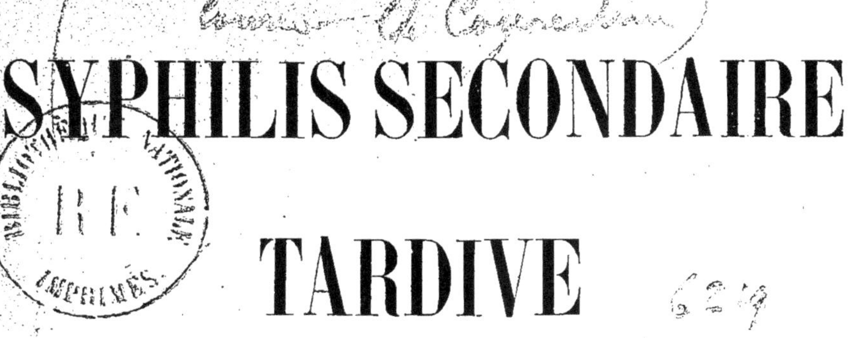

SYPHILIS SECONDAIRE TARDIVE

PAR

le Professeur Alfred FOURNIER

MEMBRE DE L'ACADÉMIE DE MÉDECINE

DEUXIÈME ÉDITION

AVEC 8 PLANCHES HORS TEXTE EN COULEUR

PARIS

VIGOT FRÈRES, ÉDITEURS

23, PLACE DE L'ÉCOLE-DE-MÉDECINE, 23

1911

BIBLIOTHÈQUE NATIONALE RF MICROFILMÉS

SYPHILIS SECONDAIRE

TARDIVE

R.F.

DU MÊME AUTEUR

Traité de la syphilis. 2 volumes in-8°...................... 62 fr.

Tome premier. *Période primaire et secondaire* (ne se vend pas séparément).

Tome deuxième. *Période tertiaire,* fasc. I........................ 16 fr.

Tome deuxième. *Période tertiaire,* fasc. II....................... 16 fr.

Traitement de la syphilis. *Troisième édition,* 1 vol. in-8°......... 10 fr.

Prophylaxie de la syphilis. 1 vol. in-8°...................... 16 fr.

Les chancres extra-génitaux. 1 vol. in-8° avec 12 pl. en couleur.. 22 fr.

Les affections parasyphilitiques. 1 vol. in-8°.................... 10 fr.

BROCHURES DE PROPAGANDE

Pour nos fils quand ils auront 18 ans. In-16.................... 0 30

Danger social de la syphilis. In-16............................ 0 35

En guérit-on? In-16.. 1 »

Pour en guérir. In-16.. 2 »

A propos de la prophylaxie et du traitement de la syphilis....... 3 »

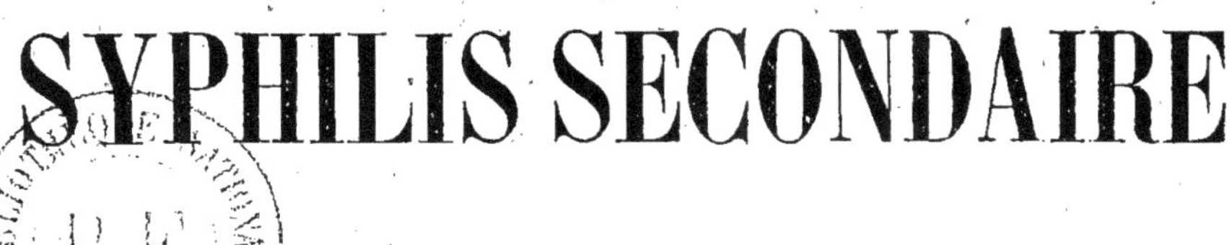

SYPHILIS SECONDAIRE
TARDIVE

PAR

le Professeur Alfred FOURNIER

MEMBRE DE L'ACADÉMIE DE MÉDECINE

DEUXIÈME ÉDITION

AVEC 8 PLANCHES HORS TEXTE EN COULEUR

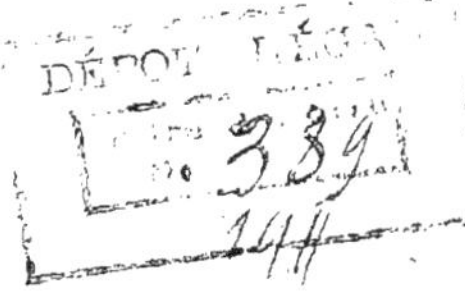

BIBLIOTHÈQUE NATIONALE — R.F. — IMPRIMÉS.

DÉPOT LÉGAL N° 339

PARIS

VIGOT FRÈRES, ÉDITEURS

23, PLACE DE L'ÉCOLE-DE-MÉDECINE, 23

1911

*Tous droits de traduction et de reproduction réservés
pour tous pays.*

Copyright by Vigot Frères, 1911.

SYPHILIS SECONDAIRE
TARDIVE

Messieurs,

Je me propose de consacrer quelques-unes de nos conférences de cette année à l'étude d'une question qui, en dépit de
son intérêt scientifique et de son importance pratique toute
spéciale, n'a été cependant que partiellement et insuffisamment
explorée jusqu'à ce jour. Je veux parler de la *syphilis secondaire tardive*.

Syphilis secondaire tardive, ai-je dit. Cette dénomination
est assez explicite pour ne laisser place à aucune équivoque.

Permettez-moi cependant de la spécifier mieux encore par
quelques commentaires.

Si rien n'est plus simple que de préciser où commence la
période secondaire de la syphilis, en revanche il est bien autrement difficile de dire *où elle finit*. Quand cette période est-
elle accomplie, achevée, périmée ? C'est là un point sur lequel
personne, je crois, n'oserait actuellement se prononcer. Et
néanmoins, — contraste curieux, — c'est là un point qui est
tranché par l'opinion courante comme si c'était chose jugée.
De tous côtés vous entendez dire ceci : « que la période secondaire de la syphilis a une durée usuelle de deux à trois ans,

au delà de laquelle la maladie entre dans sa période tertiaire ».
Donc, deux à trois ans, voilà le laps de temps pendant lequel
la syphilis est jugée apte à se traduire par des manifestations
secondaires. Passé ce terme, croit-on, elle devient tertiaire,
et dorénavant ce n'est plus (sauf exceptions rares) par
des symptômes d'ordre secondaire qu'elle se traduira, si
elle a encore à se traduire, mais bien par des symptômes
d'un autre ordre, d'un ordre tout différent comme objectivité et comme qualité de lésions, à savoir par des symptômes
de l'ordre de ceux auxquels est réservée la qualification de
tertiaires. Au delà de la troisième année, l'ère du tertiarisme
est ouverte, et la vérole va être désormais exclusivement
tertiaire.

Et c'est de la sorte, en effet, — j'ai à peine besoin de le
dire, — que procèdent les choses dans la grande majorité des
cas. Oui, pour la grande majorité des cas, l'opinion publique,
l'opinion courante, qui renferme la syphilis secondaire dans
un cycle de trois ans, est pleinement en accord avec les données
usuelles de l'observation clinique. Nul doute à conserver sur
ce point.

Mais ce qu'il n'est pas moins essentiel de spécifier d'autre
part, c'est que, pour un certain nombre de cas (nombre qu'à
l'avance je puis qualifier d'important), l'évolution de la syphilis déroge à la règle en question. Ainsi, pour préciser, la durée des manifestations secondaires n'est pas toujours contenue
dans la limite des trois premières années de la maladie. Cette
limite, elle peut la dépasser, l'excéder. Elle peut même la dépasser de beaucoup, l'excéder dans des proportions considérables, auxquelles on est loin de s'attendre et qui ne seront pas,
j'en suis sûr, sans exciter tout à l'heure votre étonnement. Oui,
à long terme de ses trois premières années, en pleine période
tertiaire, voire en période tertiaire chronologiquement des
plus avancées, la syphilis peut se traduire encore par des accidents de forme absolument secondaire, par des accidents identiques à ceux qu'elle a coutume de produire au cours de sa
première ou de sa seconde année. Si bien qu'à juger de son
âge par la seule qualité de ses manifestations, on pourrait la
croire jeune encore, alors qu'elle est déjà plus qu'adulte, alors
qu'elle est déjà vieillie.

Eh bien! c'est précisément l'ensemble de ces accidents **de
forme secondaire** faisant invasion à une époque plus ou moins

avancée de la maladie qui compose ce que je propose de qualifier du nom de **syphilis secondaire tardive ;** — et c'est l'étude de cette syphilis secondaire tardive que j'ai l'intention d'aborder devant vous.

*
* *

Si je ne me trompe, un double intérêt se rattache à l'étude que nous allons entreprendre, à savoir :

1° Un intérêt **scientifique**, consistant en ceci : établir une vérité clinique ou, tout au moins, lui restituer l'importance et la signification qu'elle comporte ;

2° Et surtout, par-dessus tout, un intérêt **pratique**, résultant de la mise au point de la question relative aux dangers de contagion issus de cette syphilis secondaire tardive.

Généralement, en effet, on commet la faute de mesurer chronologiquement la période contagieuse de la syphilis sur la durée supposée de la période secondaire. Ainsi, couramment, on entend dire ceci : « La période secondaire dure environ trois ans ; donc, **les dangers de contagion dans la syphilis n'excèdent pas trois ans.** »

Erreur, erreur grave et funeste. Erreur contre laquelle d'ailleurs a protesté, de vieille date, l'observation clinique qui, maintes fois, a enregistré des exemples de contaminations issues de syphilis âgées, de syphilis ayant dépassé, et de beaucoup, leur troisième année. C'est ainsi, par exemple, qu'au Congrès de Londres, où l'on avait mis à l'étude cette si palpitante question de « la durée de la période contagieuse de la syphilis », plusieurs de nos confrères ont relaté d'authentiques observations de ce genre. Le rapporteur de la question, M. le Dr Feulard, de si regretté souvenir, a cité notamment des cas où la contagion avait certainement dérivé de lésions secondaires issues de syphilis remontant à quatre, six, sept, huit, neuf, dix, douze ans, et même au delà.

Jugez donc quel service rendrait à la prophylaxie une détermination plus précise des échéances possibles de cette syphilis secondaire tardive et des dangers qui en dérivent.

C'est assez vous dire, rien qu'à ce point de vue, quelle importance comporte la question que nous allons mettre à l'étude.

4

*
* *

Si cette question est restée dans l'ombre jusqu'à présent ou, du moins, si elle n'a pas été abordée avec les développements dont elle est digne, il est à cela, me semble-t-il, une raison des plus simples, et cette raison n'est autre que celle-ci : pénurie, disette de matériaux, et difficulté d'instituer un travail d'ensemble sur le sujet. C'est qu'en effet on ne recueille guère une observation à propos d'un simple accident secondaire d'importance très subordonnée, tel qu'une plaque muqueuse ou un psoriasis palmaire, lésions n'offrant rien que de banal et ne se recommandant à l'attention que par leur échéance d'apparition plus ou moins tardive. *A fortiori*, n'accorde-t-on pas les honneurs de la publicité à un tel fait, parce qu'on le juge peu digne d'une mention spéciale. Conséquence : les cas de cet ordre passent généralement inaperçus. Chacun les conservant pour soi, ils restent ignorés de la masse.

Laissez-moi vous dire qu'en l'espèce j'étais peut-être mieux préparé, mieux outillé qu'un autre, pour entreprendre l'analyse et l'étude de cette question toute spéciale. Et voici pourquoi : C'est que de vieille date, de très vieille date, j'ai pris l'habitude de recueillir à chacune des visites de chacun de mes clients une note, — si courte, si succincte soit-elle, — sur les accidents qui les amènent chez moi.

Cette habitude, cette excellente habitude (qu'à mon tour je ne saurais vous recommander assez vivement), il y aurait ingratitude de ma part à ne pas dire, — puisque l'occasion s'en présente, — à qui je la dois. Je la dois à un ancien et vénéré maître de l'hôpital du Midi, le Dr Puche, lequel, avec sa grande expérience, ne cessait de répéter ceci à ses élèves :

« En fait de syphilis, il faut *toujours écrire ce que l'on voit* et l'écrire au jour le jour, car la syphilis est longue, accidentée et supérieure à tout ce que la mémoire humaine est capable d'enregistrer. » Comme il prêchait d'exemple, j'ai trouvé chez lui, alors qu'il me fit l'honneur, au cours d'une grave maladie, de me confier la direction de son cabinet, une incomparable collection de cas vénéréologiques de tout ordre, notamment de cas de syphilis observées les unes depuis quelques mois, et d'autres depuis dix, vingt, trente et quarante ans. C'était là, je m'en souviens, un véritable *trésor* pathologique.

Je fus si vivement frappé à la vue de telles richesses, que je me fis aussitôt imitateur en l'espèce. Autrement dit, je me fis, du coup, collectionneur en curiosités de syphilis, tout comme d'autres curiosités spéciales invitent tels autres à se faire collectionneurs en tableaux, en livres, en japonneries, en autographes, en tabatières, etc., etc. La collection souffre tous les genres.

Et de cela, d'ailleurs, je n'ai pas eu à me repentir, loin de là ! Car bien des fois j'ai été trop heureux de faire appel à ces notes écrites pour venir en aide aux défaillances nécessaires de ma mémoire. C'est ainsi grâce à ces notes que j'ai pu me convaincre, moi d'abord, puis convaincre ensuite mes confrères des rapports pathogéniques qui relient à la syphilis et le tabes et la paralysie générale et la leucoplasie et les dystrophies hérédo-spécifiques, etc. Eh bien ! de même pour la question qui nous occupe actuellement, c'est encore à ces notes écrites, recueillies au jour le jour et forcément impartiales puisqu'elles n'avaient aucune visée, que j'ai pu faire appel pour rassembler en nombre des documents depuis longtemps effacés de mon souvenir. Tout simplement, donc, en vue du sujet qui nous touche, j'ai procédé de la sorte. Fouillant dans mes paperasses, j'y ai cherché tout ce qui avait trait à la syphilis secondaire tardive ; j'ai relevé, réuni tous les documents que j'ai pu y trouver, et je suis arrivé finalement à des résultats qu'il me reste à vous faire connaître.

STATISTIQUES

Tout d'abord, comme résultat le plus général de cette enquête, je placerai sous vos yeux la statistique à laquelle elle a
abouti, statistique très expressivement figurée par le graphique
inscrit sur le tableau noir de cet amphithéâtre.

Ce graphique représente la **fréquence relative, aux divers
âges de la diathèse, des manifestations secondaires
tardives** que j'ai observées sur mes malades, au delà de la
quatrième année de l'infection.

Les colonnes verticales, marquées des chiffres 4, 5, 6, etc...,
figurent l'âge de la maladie par années, à dater de la quatrième jusqu'à la trente-quatrième. — Et le tracé qui les parcourt représente la fréquence relative des invasions secondaires tardives pour les diverses années de la maladie, cela
d'après une échelle numérique placée à la gauche du tableau.

De la lecture de ce tableau ressortent aussitôt, et cela en
pleine évidence, *trois résultats* majeurs, trois véritables révélations que voici :

I. — Un premier point est relatif à la **fréquence absolue
des invasions de syphilis secondaire au delà de la troisième année de la maladie.**

Cette fréquence, je ne puis vraiment la qualifier autrement
que de *considérable*. Jugez-en par les chiffres suivants.

J'ai dépouillé environ 19.000 fiches, relatives naturellement
à des cas de syphilis de tout ordre, de tout âge, de toute provenance. Or, sur ce nombre, je n'ai pas colligé moins de
1.096 cas où j'ai trouvé notés des accidents de syphilis secondaire entrés en scène au delà de la troisième année. — Près
de 1.100 cas sur 19.000 ! La proportion est énorme.

Énorme, d'autant qu'il est à tenir compte en l'espèce des
deux considérations suivantes :

D'une part, sur ces 19.000 observations, il en est bon

nombre qui ne sauraient entrer en ligne de compte pour la
question actuelle : toutes celles, par exemple, relatives à des
malades qui ne sont venus me consulter qu'une ou quelques
fois et que je n'ai plus revus ; — de même pour toutes celles
qui concernent des malades s'étant présentés pour de vieilles
syphilis en pleine période tertiaire ; — et de même pour tant
et tant d'autres d'ordres divers.

D'autre part, je dois noter expressément que ce chiffre de
1.096 cas ne constitue bien sûrement en l'espèce qu'un *minimum*, un strict minimum. Car, avec une rigueur absolue, j'ai
exclu de ma statistique tous les cas qui pouvaient laisser
place à la moindre incertitude sur le caractère spécifique des
accidents. Or, on sait par expérience, — et c'est là un point,
sur lequel j'aurai maintes fois à revenir dans ce qui va suivre
— combien il est difficile, voire impossible en nombre de
circonstances, d'assigner un caractère positif de spécificité à
certains accidents de syphilis secondaire tardive, notamment,
pour n'en citer qu'un exemple, à ces petites érosions qui se
produisent si fréquemment à la bouche ou sur la langue et qui
n'offrent souvent aucun signe propre à les différencier d'érosions vulgaires, leucoplasiques, aphteuses, inflammatoires,
nicotiques ou autres.

Donc, je le répète, le chiffre précité n'est certainement
qu'un minimum.

Eh bien, ce chiffre minimum n'en est pas moins suffisant
pour attester la très haute fréquence de la syphilis secondaire
tardive. Il témoigne par lui seul et témoigne sans conteste que
(tout au moins dans certaines conditions données que nous
essaierons de déterminer plus tard) la syphilis a une tendance
marquée à se traduire au delà de la troisième année par des
manifestations de forme secondaire.

Quel démenti infligé à l'opinion courante qui fait de toute
syphilis âgée de plus de trois ans une syphilis tertiaire, syphilis destinée à ne plus s'accuser que par des accidents de modalité tertiaire !

II. — Un second enseignement ressort encore en pleine
évidence du tableau graphique que vous avez sous les yeux :
c'est que **la syphilis secondaire tardive décroît de fréquence d'une façon progressivement continue avec les
années.**

Voyez, en effet, le trajet affecté par la ligne de fréquence des accidents. Ce trajet, à cela près de quelques légers ressauts vraisemblablement dus à ce qu'on appelle, en langage de statistique, des « hasards de série », ne fait que s'abaisser depuis la première colonne jusqu'à la dernière.

Numériquement, cette descente, invariablement continue, correspond aux chiffres que voici :

De 266 (chiffre de fréquence pour la 4ᵉ année), la proportion
descend à :

$$
\begin{array}{rcl}
194 & \text{pour la} & 5^e, \\
135 & — & 6^e, \\
98 & — & 7^e, \\
67 & — & 9^e, \\
36 & — & 10^e, \\
14 & — & 13^e, \\
8 & — & 15^e,
\end{array}
$$

et ainsi de suite.

Il suit de là que la syphilis secondaire tardive est **d'autant plus fréquente qu'on se rapproche davantage de la quatrième année, et d'autant plus rare qu'on s'en éloigne davantage.**

Quelques détails ne seront pas sans présenter un certain intérêt.

Si nous continuons à étudier notre graphique au point de vue de la signification qu'il comporte, nous y trouvons encore à relever trois remarques, à savoir :

1° Que la ligne de fréquence commence tout d'abord par descendre en pente raide, avec une inclinaison ne s'écartant qu'à angle aigu de la verticale, depuis la quatrième jusqu'à la onzième année ; ce qui veut dire que **la chute de fréquence est rapide de la quatrième à la onzième année** (266 à 36) ;

2° Qu'au delà, au contraire, de la onzième à la vingtième ou vingt-deuxième année, cette ligne de fréquence ne s'abaisse plus qu'en pente douce, avec une inclinaison plus oblique ; ce qui veut dire que la chute de fréquence devient d'année en année moins considérable ;

3° Et, enfin, qu'au delà encore la maladie ne se traduit plus que par quelques chiffres infimes, quelques unités disséminées sur les années extrêmes.

Scientifiquement, comme vous le verrez plus tard, tout cela est certes curieux. Pratiquement, cela est de notion *utile*. Car cela signifie que les dangers de contagion s'atténuent rapidement de la quatrième à la onzième année, et cela proportionnellement à l'âge de la maladie, pour finir par s'éteindre au cours des stades plus avancés.

III. — Mais un troisième point bien autrement intéressant ressort encore de la même statistique ; et celui-ci n'est pas seulement digne de votre attention ; il va, j'en suis bien sûr, provoquer votre étonnement, voire votre stupéfaction.

Ce point est relatif à la **survie possible de la période secondaire au delà et bien au delà des limites chronologiques qui lui sont ordinairement assignées.**

Et, en effet, si vous jetez encore les yeux sur ce même tableau, où se trouvent inscrites les explosions secondaires tardives que j'ai relevées sur mes malades, vous voyez immédiatement qu'elles se sont produites (pour des proportions numériques, à coup sûr, très inégales, mais n'importe) *à toute période de l'infection*. Je puis bien dire à toute période, puisqu'elles figurent dans ce tableau **de la quatrième à la trente et unième année.** D'une part, en effet, leur graphique de fréquence forme une ligne ininterrompue de la quatrième à la vingt-quatrième année, ce qui indique que des accidents de ce genre ont été notés pour toutes les années comprises entre la quatrième et la vingt-quatrième année ; et, d'autre part, vous voyez ce même graphique se continuer, avec quelques brisures, jusqu'à la trente et unième année.

Jusqu'à la trente et unième année ! En vérité, — n'est-ce pas ? — *c'est à n'y pas croire*. Quoi ! Des accidents de forme secondaire faisant invasion jusqu'à des étapes si reculées ! — Quoi ! Des accidents secondaires entrant en scène après dix, quinze, vingt, vingt-quatre ans (sans parler même de quelques autres qui paraissent s'être produits plus tard, et que tout le premier je suis tenté de sacrifier comme suspects, car, en fait de choses extraordinaires, la pluralité des cas est nécessaire à la démonstration) ! — « Mais de tels résultats, ne manquera-t-on pas de dire, sont en contradiction flagrante avec les opinions reçues et accréditées ; mais de tels résultats vont à l'encontre de tout ce que nous ont appris les maîtres de l'art. Alors, c'en est donc fait de la doctrine de Ricord et du partage de la vérole en trois étapes successives; c'en est donc fait de cette succession méthodique et de cette hiérarchie d'accidents que ce grand maître avait établie dans l'évolution de la vérole; et nous allons revenir à l'anarchie, au pêle-mêle clinique des anciens jours. »

Puis, dira-t-on encore bien certainement, les résultats en question sont tellement singuliers, voire extraordinaires pour certains d'entre eux, qu'à bon droit ils peuvent passer pour suspects. Est-ce que par hasard ils ne seraient pas le produit d'illusions, de méprises, d'erreurs diagnostiques, de différences d'interprétation sur la qualité secondaire ou tertiaire des accidents observés, laquelle n'est pas quelquefois sans être livrée à un certain arbitraire ? Etc., etc.

J'ai besoin de répondre à ces diverses et bien légitimes objections.

Tout d'abord, que l'on se rassure. Les résultats que j'apporte ici n'ont en rien le caractère *révolutionnaire* qu'on pourrait être tenté à première vue de leur supposer. Ils ne tendent en aucune façon à battre en brèche la doctrine bien connue de mon maître sur l'évolution générale de la syphilis. Cette doctrine, au moins dans ses grandes lignes, est inattaquable, et si quelque jour, par impossible, elle se trouvait attaquée, je ne serais pas le dernier à prendre la parole ou la plume pour la défendre. Elle n'est pas en cause ici, d'ailleurs. D'une part, en effet, les invasions secondaires tardives ne constituent qu'un fait particulier, spécial, par rapport à l'évolution générale de la syphilis; et, d'autre part, en toute vraisemblance, elles n'importent une dérogation à l'évolution normale de la syphilis qu'en vertu d'une condition particulière sur laquelle j'aurai à m'expliquer dans un instant, mais que, dès à présent, je puis bien vous dénoncer, à savoir l'*influence perturbatrice du traitement*. Dans le monde des phénomènes physiques, alors qu'une loi naturelle se trouve balancée ou annulée par une autre loi, suit-il de là qu'elle puisse être dite en défaut ou récusée? Non, certes. Eh bien, tel est également le cas ici.

Donc, que la syphilis secondaire, en certaines occasions et sous des influences spéciales que nous chercherons à déterminer, puisse déroger à la normale en se traduisant par des manifestations tardives, ce n'est là qu'une irrégularité partielle qui ne porte aucune atteinte aux grandes lois d'évolution de la maladie; ce n'est là qu'un fait *particulier* qui n'entame en rien la loi générale.

D'autre part, quant à supposer que ces invasions tardives de la syphilis secondaire ne sont que des *erreurs* d'observation, une telle fin de non recevoir ne souffre pas l'examen. Elle reste et doit rester non avenue. Nul n'est plus disposé que moi à admettre la possibilité d'erreurs en ce qui concerne les diagnostics de syphilis. J'ai vu trop d'erreurs de tout genre commises par autrui ou par moi pour n'avoir pas ma conviction faite à ce sujet. Mais, en l'espèce, l'objection « d'erreurs » n'est pas acceptable. Dire que toutes les observations de syphilis secondaire tardive, qui se comptent actuellement par milliers, ne reposent que sur des erreurs de diagnostic, ne serait qu'un non-sens, une absurdité, et cela pour toute une série de raisons dont je vais vous rendre juges.

i. — D'abord, pour la grande majorité des cas, les lésions de la syphilis secondaire tardive sont des manifestations de diagnostic facile ou assez facile, cela de par leur objectivité, de par leurs localisations, de par leurs antécédents, etc. Il serait vraiment malaisé bien souvent de s'y tromper, de les méconnaître, de ne pas les rattacher à leur origine véritable.

ii. — En second lieu, il n'est pas rare que certains accidents, apparus au cours de la période secondaire normale et considérés comme syphilitiques de l'aveu général, se répètent, se reproduisent *sous la même forme* bien au delà du terme usuel de la période secondaire, par exemple jusqu'à la sixième, la huitième, la dixième année, et plus tard même encore. Telles sont, par exemple, les plaques muqueuses buccales chez les fumeurs. Ainsi, l'on voit couramment certains fumeurs incorrigibles présenter, dès le début et au cours des premières années de l'infection, des érosions buccales auxquelles personne ne songerait à récuser la qualification de plaques muqueuses, puis, au delà, continuer à être affectés de lésions absolument *identiques*, pendant une longue série d'années. Vous avez accepté ces lésions pour des plaques muqueuses au cours de la période secondaire; quelle raison auriez-vous de les renier pour telles alors que, plus tardivement, elles se présentent avec les mêmes caractères et sous la même physionomie ?

iii. — D'autres fois, la preuve de spécificité sera faite, pour ces mêmes manifestations de syphilis secondaire tardive, par un critérium irrécusable, à savoir le *traitement*. Exemple, entre cent autres du même genre que j'aurais à produire : Un psoriasis palmaire apparaît dans la douzième année d'une syphilis. Non traité pendant quinze mois, il persiste ; puis, soumis à un traitement mercuriel, il disparaît en treize jours. Quoi de plus probant ?

IV. — D'autres fois, comme vous le verrez par ce qui va suivre (car c'est là un point qui constitue l'intérêt principal de la question que nous étudions actuellement), la spécificité syphilitique des accidents dont il s'agit ressort de leur *contagiosité*. Déjà assez nombreux sont les cas bien authentiques où l'on a vu des maris infecter leur femme par des lésions secondaires dérivant de syphilis plus ou moins âgées, âgées, par exemple, de quatre à dix ans.

V. — Mais je passe rapidement sur toutes ces raisons, d'ailleurs des plus plausibles, parce qu'il en est une autre qui les domine toutes, une raison d'ordre supérieur, une raison formelle, irrécusable. Celle-ci, c'est la raison de *nombre*, la raison de fréquence de ces invasions secondaires tardives.

Ah ! si les survies secondaires tardives étaient des raretés, des exceptions, si elles se réduisaient dans nos statistiques à quelques unités clairsemées, oui, l'objection tirée d'erreurs possibles sur leur qualité secondaire pourrait être admissible, et encore ? Mais c'est que, précisément, tel n'est pas le cas, bien loin de là. Les faits relatifs à ces explosions plus ou moins tardives de la syphilis secondaire abondent au contraire et surabondent. On les compterait par centaines. J'en pourrais citer plus d'un mille, pour ma seule part. Or, ne voyez-vous pas, au nom du simple bon sens, qu'il n'est pas de négation possible en face de tant de faits accumulés ? Ne voyez-vous pas que, de ces faits, les uns servent de garants aux autres, que les uns attestent, confirment les autres, et réciproquement. En récuser quelques-uns serait encore possible ; mais les récuser tous, les récuser en masse ne serait qu'une ineptie. Au nom du bon sens, je n'insisterai pas.

VI. — Reste, finalement, l'objection tirée d'une *différence d'interprétation* possible sur ce qu'on appelle accidents secondaires et accidents tertiaires. Qu'en penser aussi ?

Certes, il est diverses manifestations de syphilis qu'on ne sait vraiment où classer, et qui, secondaires pour les uns, sont considérées comme tertiaires par d'autres. La meilleure preuve en est que pour quelques-unes on a dû faire une transaction, en les qualifiant de *secondo-tertiaires*. Certaines périostites précoces, certaines formes de sarcocèle sont de ce nombre. Donc, l'objection susdite n'est pas sans quelque valeur *a priori*.

Mais, en l'espèce, il n'y a pas place pour une objection de cet ordre. Ainsi que vous le verrez bientôt par l'exposé qui va suivre, les manifestations qui composent la syphilis secondaire tardive sont, à quelques exceptions près, de l'ordre de celles sur lesquelles une discussion ne saurait s'élever relativement à leur qualité secondaire ou tertiaire. Ce sont ou des syphilides cutanées ou, plus fréquemment encore, des syphilides muqueuses, les unes et les autres exactement identiques à celles qui composent la syphilis secondaire. Par exemple, ce sont des érosions linguales absolument superficielles, simplement érosives, aussi bénignes que possible en tant que lésions, ne laissant jamais à leur suite la moindre cicatrice, n'entamant en rien les tissus, essentiellement résolutives, etc.; bref, ce sont des plaques muqueuses exactement et strictement comparables à l'espèce la plus banale d'accidents qu'on observe au seuil même de la syphilis, c'est-à-dire dans ses premiers mois ou ses premières années.

Ne pouvant entrer, quant à présent, dans un exposé plus circonstancié des accidents qui composent la syphilis secondaire tardive, je vous demande crédit sur ce point pour une démonstration plus complète ; mais je m'engage à vous convaincre en temps et lieu que cette dernière objection n'est pas plus recevable que les précédentes.

Donc, vous le voyez, je suis autorisé à conclure que, très certainement, la syphilis est susceptible de réaliser, à termes plus ou moins éloignés de son début, c'est-à-dire en pleine période chronologiquement tertiaire, des accidents divers qui, en tant qu'allure, en tant qu'aspect objectif, comme caractères et physionomie de lésions, etc., sont exactement identiques à ceux qui lui servent d'expressions dans sa période secondaire.

Ce sont les accidents de cet ordre qui composent notre sujet.

ÉTIOLOGIE — PATHOGÉNIE

Cela posé, une question se présente tout aussitôt, à savoir :
Quelles conditions président à la genèse de cette syphilis
secondaire tardive ? C'est-à-dire : quelles conditions réalisent
ce fait curieux, étrange, qu'à des étapes distantes, largement et
parfois extraordinairement distantes de son origine, la syphilis
se traduise encore par des manifestations d'ordre secondaire ?

Sans nul doute, ces conditions doivent être multiples et
diverses. Peut-être en est-il qui relèvent du germe morbide ?
Peut-être même en est-il qui relèvent du terrain, c'est-à-
dire de l'individu, de l'organisme sur lequel est appelé à se
développer ce germe morbide ? Peut-être même en est-il dont
nous n'avons même pas idée aujourd'hui ? Quelles surprises
nous réserve à cet égard, comme à tant d'autres sans doute,
la bactériologie encore peu connue de la maladie ?

En tout cas, pour l'instant, nous n'avons pu pénétrer qu'une
seule de ces conditions, toutes les autres nous ayant échappé.
Heureusement, celle-ci paraît d'ordre supérieur, au point de
dominer le sujet de sa haute importance.

Cette condition, pour la signaler immédiatement, réside en
ceci : **influence thérapeutique exercée par le mercure
sur la syphilis.**

Oui, sachez bien cela, messieurs, enregistrez bien cela en vos
souvenirs, ce sont surtout les syphilis traitées, mercuriali-
sées, qui se prolongent dans l'étape tertiaire et qui, à cette
époque, traduisent leur survie par des manifestations de
modalité secondaire.

Et, à tout prendre, rien que de logique à cela, au moins
théoriquement. Car une syphilis traitée, mercurialisée, doit
être, au nom du bon sens, une syphilis *atténuée ;* — syphilis
atténuée, qui, à ce titre, n'est plus guère susceptible que de se
traduire par des formes bénignes, par des types *inférieurs*
comme intensité virulente. Volontiers, en effet, je raisonnerais
comme il suit, si vous vouliez me permettre, pour expliquer

ma pensée, une courte incursion dans le domaine de l'hypothèse.

1° Une syphilis longtemps et suffisamment soumise à son correctif le plus puissant, à savoir le mercure, me semble pouvoir être considérée comme une syphilis neutralisée, *éteinte*, laquelle ne se traduira plus dans l'avenir par aucun phénomène d'ordre spécifique ;

2° Une syphilis traitée d'une façon moins longue, donc moins suffisante, doit être, à ce compte, une syphilis *amoindrie, mais non épuisée*, donc susceptible, d'une part, d'attester encore sa survie par quelques phénomènes d'ordre spécifique, mais assez atténuée, d'autre part, pour ne plus pouvoir se traduire que par des manifestations bénignes ou relativement bénignes, c'est-à-dire par des manifestations analogues à celles qui caractérisent la période secondaire ;

3° Et, finalement, une syphilis à peine modifiée par le traitement ou, *à fortiori*, une syphilis non traitée doit subsister dans l'organisme avec sa virulence intégrale, et, conséquemment, se manifester par des symptômes intenses, graves, de l'ordre de ceux qui constituent ce qu'on appelle le tertiarisme.

Cela, à coup sûr, c'est du raisonnement *a priori*, c'est de l'hypothèse, et nombre de faits pourraient être immédiatement invoqués comme contredisant cette conception théorique. Ainsi, comme exemple, on voit des syphilis traitées, mais insuffisamment traitées, se traduire tout aussi bien par des accidents tertiaires que par des retours tardifs à des accidents secondaires. Pourquoi des accidents tertiaires dans tels cas, et pourquoi des accidents secondaires dans tels autres ? Mystère ; mystère que nous n'avons pas encore pénétré et que sans doute nous ne pénétrerons jamais. Et, cependant, soyez sûrs que l'hypothèse en question n'est pas aussi vaine, aussi théorique qu'on le pourrait croire. Dans ses grandes lignes et toutes réserves faites pour les exceptions qu'elle peut comporter, elle traduit d'une façon assez exacte ce qui se passe en clinique ; elle n'est qu'une formule des résultats de l'expérience.

C'est là ce dont je vais essayer de vous convaincre, en plaçant sous vos yeux deux statistiques empruntées à mon observation personnelle.

I. — En vue de chercher à me rendre compte de l'influence exercée par le traitement spécifique sur la fréquence des syphilis à manifestations secondaires tardives, j'ai réuni et soigneusement dépouillé toutes les observations de cet ordre où j'avais pu recueillir de la bouche de mes malades des renseignements positifs et précis sur la médication qu'ils avaient suivie à l'origine de l'infection. Ces observations où, je le répète à dessein, le traitement antérieur a pu être déterminé d'une façon assez exacte comme qualité de remèdes et comme durée de médication, s'élèvent à 581.

Or, voici quels résultats elles m'ont fournis sur le point à l'étude :

> 229 des malades en question avaient suivi un traitement mercuriel d'une durée supérieure à 2 ans ;
> 144 des malades en question avaient suivi un traitement mercuriel d'une durée de 1 à 2 ans ;
> 115 des malades en question avaient suivi un traitement mercuriel d'une durée inférieure à un an ;
> 92 des malades en question ne s'étaient traités que pendant quelques mois ;
> 1 seul n'avait suivi aucun traitement.

Total : 581

Eh bien, de tels chiffres n'ont-ils pas une signification formelle ? Ils témoignent de ceci : que les syphilis secondaires tardives sont d'autant plus communes que le traitement originel opposé à la maladie a été plus sérieux ou, — disons mieux, — moins insuffisant. Voyez plutôt :

> 92 syphilis de cet ordre correspondent à un traitement écourté ;
> 115 syphilis de cet ordre, à un traitement un peu moins court ;
> 144 syphilis de cet ordre correspondent à un traitement plus sérieux ;
> 229 syphilis de cet ordre correspondent à un traitement moyen.

Ce qui veut dire que **la fréquence des formes secondaires tardives s'accroît parallèlement à la durée du traitement, ou, ce qui revient au même, proportionnellement à l'intensité de la dépuration.**

Ainsi, je le répète, les syphilis qui, non épuisées, non éteintes faute d'un traitement suffisant, se traduisent à long terme par des manifestations d'ordre secondaire, sont d'autant plus communes que leur traitement originel a été plus durable, plus sérieux ; voilà ce qui résulte des chiffres précédents, voilà un fait d'observation qui n'est pas, je crois, contestable (1).

(1) M. le professeur Filaretopoulo (d'Athènes) a écrit de même :
« ... Il a été noté que ces récidives de manifestations secondaires à une période très éloignée de la maladie ont été observées chez des personnes qui ont été soumises à un traitement rigoureux et régulier. » (*Indépendance médicale*, 1900, p. 203.)

Peut-être bien, messieurs, à première audition des résultats que je viens d'énoncer, allez-vous être tentés de dire : « Mais alors, s'il en est ainsi, si l'on reste d'autant plus exposé à des manifestations secondaires tardives qu'on s'est plus sérieusement traité, mieux vaudrait se traiter *mal* que se *bien* traiter. — Patience ! vous répondrai-je ; attendez la fin. Car il est à ce qui précède une contre-partie, à savoir : que les syphilis mal traitées ont une tout autre façon de se traduire à long terme que par d'inoffensifs accidents de forme secondaire, et que cette façon n'est rien autre que la kyrielle polymorphe du redoutable tertiarisme. » — De cela, d'ailleurs, je vais tout aussitôt vous administrer la preuve par une seconde statistique qu'il me reste à vous présenter. — Ne vous impatientez pas trop, messieurs, contre ces questions de chiffres, car elles sont nécessaires en l'espèce à la démonstration que je poursuis.

II. — Je viens d'établir par les chiffres qui précèdent la fréquence relative des syphilis à manifestations secondaires tardives suivant la durée et l'importance du traitement originel qui leur est opposé. Comme contre-partie, il était plus que curieux, pour la question qui nous occupe, de rechercher parallèlement quelle est la fréquence des syphilis à manifestations tertiaires suivant la même condition, c'est-à-dire suivant le traitement originel qui leur a été opposé. Or, la chose m'était facile, et voici comment j'ai procédé.

Prenant dans mes notes un nombre d'observations de syphilis tertiaires équivalent à celui qui composait ma première statistique (à savoir 581), et les prenant sans sélection, au hasard de l'inscription alphabétique, j'ai recherché quel avait été, dans ces 581 cas, le traitement opposé à la syphilis lors de ses premières années. Or, voici ce à quoi j'ai abouti :

> Sur 581 malades qui, à divers termes, ont été affectés d'accidents tertiaires (et, inutile de le dire, d'accidents tertiaires de tout ordre), j'ai trouvé ceci, que :
>
> 46 n'avaient subi aucun traitement ;
> 307 ne s'étaient traités que pendant quelques mois (moins de 6 mois) ;
> 109 ne s'étaient traités que de 6 mois à 1 an ;
> 62 ne s'étaient traités que de 1 à 2 ans ;
> 57, enfin, avaient subi un traitement d'une durée supérieure à 2 ans.

Total : 581

Eh bien! voyez quelle signification comportent ces chiffres. Ils témoignent en toute évidence d'une progression méthodiquement croissante des risques de tertiarisme au fur et à mesure que le traitement originel diminue comme durée. Littéralement ils disent ceci :

Si vous ne vous traitez pas de la syphilis ou si vous vous en traitez mal, à savoir d'une façon insuffisante comme durée de répression thérapeutique, vous encourez de très nombreux risques de tertiarisme.

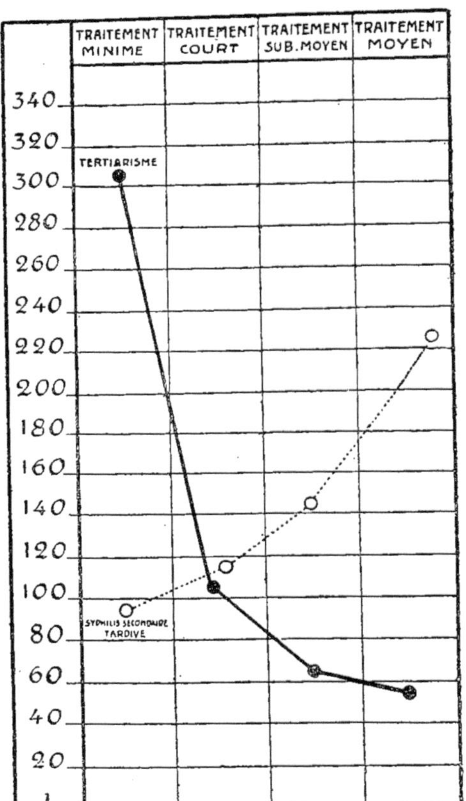

Et, réciproquement : mieux vous vous traitez, c'est-à-dire plus longtemps vous insistez sur la dépuration de la syphilis, moins fréquents deviennent les risques de tertiarisme.

Voilà la signification positive de cette deuxième statistique.

Or, cela posé, rapprochons maintenant les résultats fournis par les deux statistiques que je viens de produire et voyons ce que nous apprendra ce curieux parallèle.

Sous forme graphique, les résultats de ces deux statistiques se traduisent par deux lignes se dirigeant en sens inverse suivant l'intensité du traitement originel, à savoir :

1° Une ligne descendante (en trait plein sur le graphique ci-joint) nous montrant que le tertiarisme diminue de fréquence à mesure que le traitement devient plus long et, conséquemment, plus actif. (De 307, en effet, cette ligne descend à 57.)

2° Une ligne ascendante (en pointillé sur le graphique) nous montrant que les syphilis secondaires tardives deviennent de plus en plus fréquentes à mesure que le traitement devient plus sérieux. (De 92 cette ligne s'élève à 229.)

Cela ne parle-t-il pas aux yeux ?

Eh bien, réunissons maintenant ces deux résultats, pour apprécier quelle en est la signification commune. Leur signification commune est que, sous l'influence du traitement spécifique, la syphilis perd de son intensité virulente, et cela proportionnellement à la durée de ce traitement ; — c'est-à-dire que, plus longtemps elle est traitée, moins elle offre de tendance à passer au tertiarisme ; — que plus longtemps elle est traitée, plus elle offre de tendance à se limiter, dans ses manifestations ultérieures, à des formes secondaires. Cela veut dire, en somme, que *la syphilis est atténuée par le traitement quant à la qualité des accidents ultérieurs dont elle reste susceptible.*

Notez, au reste, que cette dernière conclusion n'a rien que de conforme à ce qui est, pour tout le monde aujourd'hui (ou bien peu s'en faut) de croyance commune ; à savoir que le mercure, s'il ne guérit pas la syphilis, tout au moins en diminue les manifestations comme nombre, en les mitigeant comme forme, comme modalité morbide. Cela, je le répète, est accepté de tous en thèse générale, et les statistiques précédentes n'ont que le mérite de confirmer en l'espèce cette irrécusable vérité.

D'où il suit, pour en revenir à la question spéciale de pathogénie qui a motivé ce débat, que certainement une des conditions (vraisemblablement multiples) qui donnent naissance aux syphilis secondaires tardives, c'est l'influence thérapeutique, l'influence mercurielle. Sans nul doute, cet ordre de syphilis a l'une de ses raisons d'être dans l'action corrective, dépurative, neutralisante, exercée par le mercure sur le germe infectieux. Et nous sommes autorisés logiquement à croire que le plus souvent les syphilis secondaires tardives ne restent secondaires de forme que parce qu'elles sont des syphilis *traitées*, c'est-à-dire *atténuées* par une intervention médicamenteuse.

Je ne dis pas, à coup sûr, que toutes les syphilis à manifestations secondaires tardives relèvent de cette influence thérapeutique et que ce soit là la seule raison qui contienne de la sorte l'infection et la réduise à ce degré relativement bénin dans les phases avancées de son évolution. Mais je dis que cette raison est incontestable pour un grand nombre de cas et que, jusqu'à présent, c'est la seule qu'il nous ait été donné de dépister, de mettre pleinement en lumière.

SYMPTOMATOLOGIE

QUELLES ESPÈCES CLINIQUES COMPOSENT LA SYPHILIS SECONDAIRE TARDIVE?

Un jour viendra peut-être où l'observation aura démontré que la plupart ou même la totalité des manifestations morbides qui composent la syphilis secondaire peuvent éventuellement ou exceptionnellement trouver place dans l'étape tertiaire. La tâche du nosologiste se trouvera alors simplifiée, et il suffira d'énoncer le fait sans commentaire. Mais aujourd'hui nous n'en sommes pas encore là, et l'obligation s'impose à nous de spécifier quels sont les types secondaires que nous avons rencontrés *hors rang*, dans une période morbide qui n'est pas la leur. Cela va être notre premier soin.

Il n'importe pas seulement, d'ailleurs, de signaler que tel ou tel type secondaire peut faire apparition en étape tertiaire. Il est d'un intérêt bien supérieur de déterminer si, par le fait de son transfert dans une étape chronologique qui n'est pas la sienne, ce type secondaire va se trouver modifié en tant que symptôme, et comment; — s'il peut, alors, modifié d'une façon ou d'une autre, surprendre ou égarer le diagnostic; — et surtout, par-dessous tout, s'il peut, à échéance tertiaire, comporter les **dangers de contagion** du symptôme secondaire, etc., etc. C'est à ces divers sujets que va être consacrée notre étude.

Mais précisons d'abord quelles manifestations secondaires notre observation nous a permis de surprendre évoluant en période tertiaire. Voici ce qu'à ce point de vue m'a fourni le dépouillement de mes notes :

Syphilides cutanées (de types et de sièges divers)...   614 cas.
    —   du cuir chevelu.......................   33 —
Onyxis et périonyxis..............................   22 —
Syphilides muqueuses de la bouche (lèvres, langue,
    palais, amygdales, etc.)......................   533 —
Syphilides laryngées..............................   2 —
    —   génitales { chez l'homme...............   102 —
                     { chez la femme...............   5 —
    —   anales et périanales..................   7 —
Affections secondaires de l'œil...................   3 —
                                                    ____
                                                    1 321 —

Actuellement, détaillons.

SYPHILIDES CUTANÉES

Il n'est pas rare de constater au cours de la période tertiaire, voire dans des stades avancés de cette période, des éruptions cutanées spécifiques qui se présentent avec les caractères, les allures, la physionomie générale des syphilides secondaires. Ainsi que vous le savez déjà par une statistique précédente, je n'ai pas observé moins de 614 cas de cet ordre dans la clientèle privée.

Dès aujourd'hui, d'ailleurs, le hasard fait qu'avec les seules ressources de mon service hospitalier je puis mettre et je vais mettre sous vos yeux plusieurs exemples de ces syphilides secondaires *attardées* (passez-moi le mot) dans l'étape du tertiarisme. Cela sera pour vous la meilleure des initiations à l'ordre des sujets qui vont suivre.

Voyez d'abord cette femme. Elle est affectée d'un exanthème rosé, discret, cantonné sur quelques départements tégumentaires (thorax, dos, cuisses). Cet exanthème est manifestement une *roséole* et certainement aussi une roséole spécifique, cela de par tout un ensemble de caractères, à savoir : de par sa teinte, sa superficialité, l'absence de toute infiltration dermique, l'absence de squames, l'absence de prurit, la configuration de certains de ses éléments qui se présentent sous forme de rubans roses ondulés, à sinuosités diversement curvilignes et à centre sain, etc., etc. D'autre part, cette femme a une histoire bien nette de syphilis ; c'est une de nos « habituées », et nous l'avons vue ici à diverses reprises affectée de manifestations spécifiques les mieux caractérisées. Or, — venons au point qui nous touche, — à quel âge remonte la syphilis chez cette malade ? Très exactement à **sept ans**. Oui, à sept ans, quelque extraordinaire que puisse vous paraître l'invasion d'une simple roséole à terne aussi distant de l'accident primitif.

Poursuivons. — Voici maintenant un malade qui est entré dans nos salles il y a une huitaine pour une éruption des bourses qu'il qualifiait et qu'un médecin, nous dit-il, a qualifiée d'eczéma scrotal. Or, après examen attentif, ce prétendu eczéma s'est trouvé être un groupe de syphilides papuleuses, constituées soit par un semis de papules plates, lenticulaires, squamelleuses, nettement individualisées, soit, sur d'autres points, par des rubans papuleux, arciformes, dessinant des demi-couronnes. Le cas n'était pas méconnaissable. D'autant que ce malade présentait, en outre, simultanément une syphilide palmaire bien accentuée; d'autant que ses antécédents spécifiques étaient parfaitement nets et même que, deux ans auparavant, nous l'avions vu affecté d'un érythème tertiaire non douteux. La lésion scrotale était donc bel et bien une *syphilide papulo-circinée de modalité tout à fait secondaire*. Or, quel âge a la syphilis dont dérive ladite syphilide ! **Douze ans**, exactement ; douze ans, je le répète.

Une parenthèse est ici nécessaire pour relever au passage, puisque dès maintenant l'occasion s'en présente, un point des plus importants, des plus essentiels et dont nous aurons à parler longuement en son temps. Cette syphilide scrotale était de type sec ; ce qui n'empêche que sur quelques points, soit spontanément, soit par le fait de frottements et d'irritations surajoutées, elle s'était *érodée*. En ces points, donc, elle se présentait à l'état de papules humides, c'est-à-dire de plaques muqueuses, c'est-à-dire de *lésions contagieuses*. Voilà donc une lésion qui, en sa qualité de *plaque muqueuse*, pouvait transmettre une contagion, et cela (remarquez bien cette échéance) *à la douzième année* d'une syphilis ! — Jugez, pour la pratique, de l'intérêt et de l'importance d'un tel fait. — Cela dit, je reprends mon sujet.

En troisième lieu, voici mieux encore et de quoi parfaire vos convictions.

Examinez ces deux malades. Sur l'un et sur l'autre vous constaterez l'affection si commune en syphilis qu'on appelle couramment et à tort « psoriasis palmaire » et qui, plus correctement, devrait être dite *syphilide palmaire*. Les lésions que présentent ces deux malades se ressemblent absolument. A cela près de quelques détails topographiques sans importance, elles sont, si je puis ainsi dire, calquées l'une sur l'autre. De part et d'autre, en effet, éruption cantonnée exclusivement sur la face palmaire d'une main, pour le premier de ces malades, et des deux mains pour le second. De part et d'autre, éruption constituée par un semis de plaques desquamées, rosées, sèches et âpres au toucher, bordées de franges d'épiderme en voie de décollement. De part et d'autre, éruption affectant dans l'une de ses parties la forme d'un ruban continu à trajet arciforme, c'est-à-dire décrivant la moitié ou les deux tiers environ d'une petite circonférence. Bref, sur l'un et l'autre de ces malades, et cela d'une façon indiscutable (car le diagnostic, en l'espèce, ne saurait être sujet à contestation), *syphilide palmaire typique*, de modalité à la fois lenticulaire et circinée.

Or, — écoutez bien ceci, messieurs. Sur l'un de ces malades, la syphilis date de **dix à onze mois** ; — et, sur l'autre, elle remonte à **quatorze ans** !

Voilà qui est formel, je pense ; et la conclusion qui dérive de ce fait, comme des précédents, est que, dans la période tertiaire de la syphilis, voire à des termes éloignés de cette période, il est possible de rencontrer des éruptions spécifiques de *modalité secondaire*.

*
* *

Première question :
Quels types éruptifs secondaires a-t-on déjà observés au cours de la période tertiaire ?

Réponse : Tous, ou peu s'en faut.

Et, en effet, je trouve dans mes notes qu'on y a rencontré :

1° Le type érythémateux, sous forme de roséole simple ou de roséole circinée ou d'un érythème spécial dit érythème tertiaire ;

2° Les types papuleux et papulo-squameux, dans leurs variétés extrêmement multiples, à savoir : syphilide papulo-squameuse lenticulaire ; — syphilide papulo-granuleuse ; — syphilide papulo-nummulaire ; — syphilide papuleuse en nappe ; — syphilide psoriasiforme ; — syphilides papulo-circinées (variété annulaire, variété arciforme, variété en arceaux conjugués, etc.) ; — syphilide papuleuse groupée ou en bouquet; — syphilide à groupement circiné ; — syphilide dite psoriasis palmaire ou plantaire ; — syphilide papuleuse humide (plaque muqueuse de la peau) ; — syphilide papulo-croûteuse, etc.;

3° Le type ulcéreux superficiel (syphilide pustulo-ulcéreuse, ecthymateuse, etc.).

N'attendez pas de moi, bien entendu, que je vous décrive ces divers types, car cela n'est pas dans mon sujet (1). Je n'ai, ici, qu'à vous les désigner nominativement, et ne me reconnais pour l'instant qu'une obligation, celle de vous dire comment ils se présentent alors qu'ils font leur entrée en scène dans une étape morbide qui n'est plus leur étape usuelle d'efflorescence.

Et, en effet, ne croyez pas que ces types *attardés, anachroniques* (laissez-moi les qualifier ainsi abréviativement), soient toujours la reproduction exacte du type qui leur est propre dans une étape morbide antérieure. Bien au contraire, ils en diffèrent, sinon toujours et comme règle, du moins le plus souvent. Ils ne constituent plus alors que des types *modifiés*. Certes, ces types modifiés sont bien encore des syphilides secondaires, et cela de par leur objectivité, leur physionomie générale, leurs caractères de dermatoses superficielles et comme « à fleur de peau », bénignes d'allure et de fond, résolutives et intégralement résolutives, etc. Nul doute à ce sujet. Mais ce sont des syphilides secondaires altérées, adultérées comme modalité, comme physionomie, comme style (si j'ose ainsi dire), parfois même transfigurées, amoindries, dégénérées, etc. ; en un mot, **modifiées.**

Modifiées, et comment ? — Par exemple, en ce qu'au lieu d'être profuses, elles sont généralement discrètes, au moins relativement discrètes ; — en ce qu'au lieu d'être disséminées, éparpillées, voire généralisées, elles sont très généralement circonscrites, cantonnées en quelques régions, parfois même en une seule ; — en ce qu'au lieu d'être indisciplinées, « anarchiques » en tant que distribution réciproque de leurs éléments éruptifs, elles manifestent déjà tendance à se *grouper* méthodiquement ou bien à s'assujettir à la configuration *circinée*. A tous ces titres elles commencent donc déjà à rappeler (de loin, bien entendu, mais n'importe) l'allure des dermatoses tertiaires.

Ajoutez à cela cet autre caractère qu'assez fréquemment elles consistent en des exanthèmes amoindris, atténués, **avortés,** en quelque sorte, et avortés soit comme étendue de territoire qu'elles occupent, soit comme nombre des éléments éruptifs qui les composent, soit à ces deux points de vue simultanément.

Un exemple va fixer les idées sur quelques-uns de ces points.

____

(1) Voir la description de ces divers types dans le tome I de mon *Traité de la Syphilis*.

Chacun sait ce qu'est comme éruption une syphilide papuleuse de la période secondaire, au troisième, quatrième ou cinquième mois après le chancre. D'une part, c'est une syphilide disséminée, éparpillée, généralisée même le plus souvent. D'autre part, non seulement elle répand ses papules presque dans toutes les régions du corps, mais de plus elle les y répand à profusion. Si vous aviez la patience de faire le dénombrement des papules qui la composent, vous en compteriez souvent plusieurs centaines.

Eh bien! voyez comparativement ce malade de nos salles qui, dans la *septième année* de sa syphilis, vient d'être repris d'une éruption de modalité papuleuse. Quelle est cette éruption? D'abord, elle se circonscrit très exactement à *quatre* régions, à savoir les jambes, le front et le menton, en laissant indemnes tous les autres départements cutanés. Puis, comptons le nombre des papules qui la composent, ce que nous n'aurons pas grand'peine à faire ; nous en trouvons trente-neuf, pas une de plus. Trente-neuf, ici, contre des centaines dans le type secondaire courant, quel contraste !

Telle est la règle en l'espèce. Encore l'éruption de notre malade dépasse-t-elle la moyenne de ce qu'il est usuel d'observer dans les cas dont nous parlons.

Donc, vous le voyez, éruption circonscrite, régionale, et éruption discrète, **appauvrie**; voilà la règle. Au total, donc, éruption constituant, si je peux ainsi parler, un *diminutif* de ce qu'elle est alors qu'elle prend place en son temps sur la scène de la syphilis, telle est la syphilide secondaire transplantée dans l'âge du tertiarisme.

Je ne crains pas de vous le répéter, quatre caractères différencient en général ces syphilides tardives des mêmes types éruptifs de la période secondaire, à savoir :

1° *Caractère discret* de l'exanthème ;

2° *Caractère régional* de l'éruption ;

3° Tendance des éléments éruptifs aux *groupements méthodiques et à la modalité circinée ;*

4° Souvent encore, amoindrissement et, si je puis ainsi parler, *caractère abortif* de l'exanthème.

Je ne vous dis pas que toujours vous constaterez ces divers caractères, non plus que vous les trouverez souvent réunis ; mais je vous dis qu'en bien des cas vous rencontrerez tel ou tel d'entre eux et que cela pourra être pour vous un repère diagnostique d'un réel intérêt.

J'insisterai même, car nous sommes ici en pleine clinique et j'ai à cœur de bien fixer vos convictions sur quelques-uns des caractères que je viens de vous signaler. Ainsi :

I. — Je vous disais à l'instant qu'une des tendances de ces syphilides secondaires tardives est de se limiter, de se circonscrire et de se cantonner sur quelques points, à l'inverse de la véritable syphilide secondaire, dont le propre, au contraire, est la dissémination, l'éparpillement, voire souvent la généralisation de ses éléments éruptifs. Eh bien, de cela voici la preuve.

Au hasard je prends dans mes notes cinquante observations de ces syphilides tardives, et j'y recherche ce qu'ont été ces syphilides en tant qu'éruptions ; notamment j'y recherche ceci : combien de régions ont-elles affectées ? combien ont-elles compté de localisations ? Or, en réponse, je trouve ceci :

Pour 1 cas, *cinq* localisations éruptives (une jambe, les avant-bras, face et scrotum) ;

Pour 3 cas, *quatre* localisations (front, cuisses et bras ; — bras, scrotum et verge ; — poignets, avant-bras et menton) ;

Pour 8 cas, *trois* localisations (front, cuisse et bras ; — jambes et nuque) ;

Pour 12 cas, *deux* localisations (face et avant-bras ; — front et paume de la main ; — poignet et avant-bras ; — jambe et poignet, etc.) ;

Et pour 26 cas, *une* localisation (une seule jambe, ou front, ou nez, ou poignet, ou bras, ou avant-bras, cou, fesse, nuque, etc.).

Voyez quelle tendance au cantonnement, à la localisation. Sur cinquante cas, il en est trente-huit où l'éruption ne comptait que deux foyers ou même un seul !

Quelques exemples serviront de confirmation aux chiffres qui précèdent.

I. — Syphilis datant de cinq ans. — Syphilide palmaire et syphilide papuleuse du front.

II. — Syphilis datant de six ans. — Syphilide papulo-squameuse à deux foyers : jambe droite et poignet.

III. — Syphilis datant de dix ans. — Syphilide papulo-circinée affectant une cuisse et un avant-bras.

IV. — Syphilis datant de quatre ans. — Un seul foyer de syphilide papulo-squameuse sur la fesse gauche.

v. — Syphilis datant de six ans. — Un seul foyer affectant le front.

vi. — Syphilis de huit ans. — Un seul foyer affectant la région labiale sous forme d'une syphilide en arceaux conjugués. — Récidive de la même syphilide au même siège (exclusivement) au cours des sixième, septième et huitième années.

vii. — Syphilis datant de huit ans. — Un seul foyer éruptif siégeant sur le cou, sous forme de syphilide papulo-squameuse circinée, en croissant, etc., etc.

II. — Autre point : *Le caractère atténué, amoindri, voire parfois abortif, de l'exanthème* offre un intérêt diagnostique de tout premier ordre, intérêt dont vous ne vous rendrez compte qu'après audition de ce qui va suivre.

Il est absolument exceptionnel que les syphilides secondaires tardives soient comparables comme ampleur, expansion, confluence, aux syphilides de même type évoluant en leur temps, à leur heure, à leur échéance normale. Tout au contraire, elles se font très généralement remarquer par un caractère relativement **discret**, par une **éruption appauvrie**, amoindrie d'importance, voire comme **avortée**.

Que de fois, dans nos salles, ai-je appelé votre attention sur ce point, en vous disant : « Voyez donc quelle singularité ! Voici un malade qui en est à sa sixième, à sa huitième, à sa dixième année de syphilis, c'est-à-dire à une époque où cette syphilis devrait s'accuser (si elle avait à s'accuser) par des lésions importantes, ulcéreuses, par des accidents à grand tapage ; et, tout au contraire, elle ne se manifeste que par des éclaboussures de syphilis secondaire, par quelques misérables groupes papuleux, voire par quelques papules isolées, et rien de plus. N'est-ce pas étrange ? »

Eh bien, ce qui est étrange se trouve être en l'espèce le fait normal. Oui, le fait normal ; car la règle, par exemple, est qu'une syphilide papuleuse, venant à se produire en étape tertiaire, se réduise soit à quelques groupes éruptifs, voire à un seul groupe, soit à quelques papules, soit même (c'est à ne plus y croire, mais j'en ferai la preuve dans un instant) à un élément éruptif unique, isolé !

Mais je sens que de telles assertions, — qui doivent vous sembler singulièrement bizarres, — exigent des témoignages cliniques, que vous attendez. Je vais donc me hâter de vous satisfaire.

Voici, d'abord, un cas où la syphilis s'est traduite, au cours de sa sixième année, par une éruption ainsi constituée : syphilide bipalmaire, psoriasiforme ; — éruption papuleuse sur les deux jambes, composée de huit à dix papules sur chacune ; — syphilide croûtelleuse de la nuque (quatre papules), et quelques croûtes du cuir chevelu.

Autre cas. Une toute jeune femme contracte la syphilis en 1875 et ne se traite que comme se traitent la plupart des femmes, c'est-à-dire très bien au cours même des accidents, très mal ou pas du tout dès que les accidents sont dissipés. — En 1880, poussée *tertiaire*, caractérisée par sept gommes (deux aux cuisses, deux aux bras, deux à un sein, et une au cou), qui guérissent très rapidement sous l'influence d'un traitement ioduré. — En 1881, périostose, que l'iodure guérit de même. — Puis, en 1882 (remarquez bien ceci, car c'est le monde renversé), poussée *secondaire*, nettement et incontestablement secondaire, se traduisant ainsi : syphilide papuleuse sur les jambes (8 papules sur l'une, 7 sur l'autre); syphilide papuleuse du visage (2 papules sur le menton et 1 sur le front). — Rien autre. — Total : 18 papules.

Et ce n'est pas tout, car cet appauvrissement éruptif peut s'exagérer encore. Si bien qu'on aboutit à des cas surprenants d'abord, puis extraordinaires en second lieu, où l'éruption se réduit à un nombre minime, tout à fait *minime*, d'éléments, à savoir, par exemple : une douzaine de papules, une dizaine, une demi-douzaine, quatre, trois, deux (!).

Exemples :

A la cinquième année d'une syphilis qu'il avait assez correctement traitée, un de mes clients présentait sur un avant-bras un groupe unique de papules lenticulaires au nombre de **dix,** disposées circulairement, en forme de collier.

Un autre, syphilitique depuis six ans, portait sur un bras un groupe de syphilides papulo-squameuses, composé de **neuf** papules.

Un troisième, dont la syphilis remontait à vingt-six ans, offrait sur la face antérieure d'un avant-bras et du poignet correspondant **trois** syphilides arciformes, constituées par de longues traînées papuleuses ondulées.

Autres cas, qu'il suffira de citer très sommairement, car ils n'offrent plus qu'un intérêt confirmatif de ce qui précède :

Syphilis datant de six ans. — Syphilide papulo-croûtelleuse du front, composée de *sept* papules.

Syphilis datant de six ans. — Syphilide papulo-croûteuse du nez (*quatre* papules).

Syphilis datant de six ans. — *Quatre* papules frontales, lenticulaires.

Syphilis datant de cinq ans. — *Trois* papules squameuses sur le poignet et le front.

Syphilis datant de cinq ans. — *Deux* anneaux papulo-squameux sur une fesse.

Syphilis datant de six ans. — *Deux* papules croûteuses sur une jambe.

Syphilis datant de cinq ans. — *Deux* syphilides ecthymateuses, de la largeur d'une pièce de cinquante centimes, siégeant sur le thorax.

Syphilis datant de huit ans. — *Deux* croissants de syphilide papulo-squameuse circinée sur le cou.

Enfin, il est un comble à tout cela, comble qui, pour une excellente raison, ne saurait être dépassé. C'est l'ordre des cas où l'éruption se réduit à un élément unique, *unique* (!), vous avez bien entendu.

La syphilis se traduisant, dans ses étapes avancées, par une syphilide de modalité secondaire et par une syphilide réduite à un élément éruptif **unique**, n'est-ce pas là, messieurs, un fait inattendu, paradoxal, extraordinaire?

Eh bien, non seulement c'est là un fait d'authenticité irrécusable, mais, c'est là un fait qui n'est même pas très rare. Car, à parler seulement du groupe des syphilides qui nous occupe pour l'instant, je trouve dans mes notes huit exemples du genre, dont voici le sommaire :

i. — Syphilis datant de quatre ans et quelques mois. — Accidents secondaires légers. — Traitement moyen, continué trois ans environ. — Au cours de la quatrième année, syphilide papuleuse circinée, constituée par *un seul élément éruptif*, qui siège à la face antérieure du poignet, sous forme d'une belle couronne à centre sain, du diamètre d'une pièce d'un franc.

ii. — Syphilis datant de quatre ans et demi. — Antécédents : chancre induré et quelques accidents secondaires (roséole, plaques buccales, adénopathies). — Traitement de quelques mois, poursuivi au delà très irrégulièrement. — Au cours de la quatrième année, deux accidents simultanés : 1° syphilide érosive du palais ; — 2° syphilide papuleuse du dos du pied. A ce niveau *une* belle papule cuivrée, typique, mais *rien qu'une seule*. Cette papule est très correctement orbiculaire, légèrement surélevée, finement squameuse. — Nulle autre affection cutanée; nul antécédent d'eczéma, de psoriasis, de lichen. — Guérison rapide par le traitement spécifique.

III. — Syphilis datant de cinq ans. — Forme bénigne : chancre érosif, roséole ; plaques buccales à diverses reprises, adénopathies cervicales. — Traitement écourté au début, renouvelé de temps à autre. — A la cinquième année, apparition sur le front d'une lésion papulo-croûteuse *unique*, très régulièrement circulaire, du diamètre d'une pièce de cinquante centimes, et de physionomie tout à fait spécifique. — Pilules de protoiodure. — Guérison en cinq semaines.

IV. — Syphilis datant de six ans. — Exclusivement caractérisée à ses débuts par un chancre et quelques plaques muqueuses buccales. — Traitement par pilules de protoiodure pendant deux ans et demi, avec entr'actes variant de quelques semaines à deux ou trois mois entre les diverses cures. — A la sixième année, apparition, sur la face antérieure d'un poignet, d'*un seul* élément éruptif constitué par *un* demi-anneau papuleux, rosé, finement squamelleux, dont la courbe décrit un trajet d'environ quatre centimètres. C'est là un type de syphilide papulo-circinée.

V. — Syphilis datant de sept ans. — En 1867, chancre induré ; plaques muqueuses. — En 1870, syphilide palmaire et syphilide du cuir chevelu. — En 1873, invasion nouvelle des mêmes accidents. — Traitement à chacune de ces poussées. — En 1874 (septième année), invasion sur l'avant-bras d'une syphilide papulo-circinée exactement analogue à celle du cas précédent. *Un seul* élément éruptif, formant les deux tiers d'une couronne papuleuse. — Traitement spécifique et guérison. Puis, l'année suivante, récidive d'une syphilide papuleuse à petites papules lenticulaires autour de la région affectée par la syphilide antérieure.

VI. — Syphilis datant de sept ans. — Chancre induré ; puis roséole, plaques muqueuses anales, et, six ans plus tard, syphilide palmaire. — Traitement mercuriel à chacune de ces poussées, mais nul traitement dans les entr'actes. — A la septième année, apparition sur le front d'*une* large papule très exactement cerclée, quelque peu saillante, lisse, rouge et à reflet *cuivreux* non contestable. — Traitement spécifique, qui ne vient à bout que lentement (cinq mois environ) de ladite papule.

VII. — Syphilis datant de huit ans. — Deux chancres indurés de la verge suivis de quelques accidents secondaires (syphilide palmaire et plantaire, taches du gland, etc.). — Traitement mercuriel d'environ trois ans, puis ioduré. — A la huitième année, invasion *d'un accident unique*, mais nettement spécifique, et dont la spécificité a été reconnue sans contestation par plusieurs médecins que le malade, fort inquiet, a consultés à ce propos. Cet accident siège au-dessous de la lèvre inférieure. Il consiste en un ruban papuleux, rouge, mesurant deux millimètres de largeur et dessinant d'une façon très exacte un fer à cheval, avec un diamètre quelque peu supérieur à celui d'une pièce de cinquante centimes. C'est un type absolu de syphilide papulo-circinée de modalité secondaire.

Or, sachez et retenez bien ceci, messieurs : Des cas de ce genre sont de véritables *pièges* pour le diagnostic. Tout le monde y est pris et se laisse aller à méconnaître la syphilis. Ainsi que le disait un de nos confrères, qui avait été victime d'une erreur de cet ordre faite sur lui-même par lui-même et par quelques confrères : « Comment songer à la syphilis *pour de pareilles misères?* Comment croire qu'elle peut se traduire par quelques papules, voire par une papule à la peau en pleine période tertiaire, alors que normalement elle devrait y produire des entamures, des gommes et des ulcères ? » Aussi bien, de telles méprises sont-elles communes en l'espèce, courantes même, devrais-je dire. — C'est donc à les prévenir que pourra contribuer, je l'espère, l'exposé qui précède.

*
* *

A quelles échéances dans le stade tertiaire se produisent les syphilides dont nous venons de parler (1)?

Voici ce que répondent mes notes, d'après un certain nombre de cas où les dates d'invasion de ces accidents ont pu être déterminées d'une façon exacte :

Au cours de la 4ᵉ année	35	cas.
— 5ᵉ —	22	—
— 6ᵉ —	9	—
— 7ᵉ —	8	—
— 8ᵉ —	6	—
— 9ᵉ —	3	—
— 10ᵉ —	3	—
— 11ᵉ —	1	—
— 12ᵉ —	1	—
— 16ᵉ —	2	—
— 22ᵉ —	1	—
	91	cas.

(1) Ne sont pas compris dans la statistique qui va suivre deux ordres de syphilides (syphilides palmaire et plantaire, roséole et érythème tertiaire) dont il sera question plus loin.

Syphilis secondaire.   3

Il ressort de ces chiffres :

1° Que les syphilides secondaires qui prennent place sur la scène du tertiarisme y sont d'autant plus fréquentes que la maladie est plus rapprochée de son origine ;

2° Qu'elles constituent surtout des manifestations des premières années du tertiarisme, de la quatrième à la sixième, puisque à elles seules ces trois années comportent les 5/6 des cas environ ;

3° Qu'elles figurent encore pour un certain nombre graduellement décroissant dans les quatre années suivantes, jusqu'à la dixième ;

4° Mais qu'au delà elles ne constituent plus que des raretés, des exceptions, puisque, sur 91, nous en trouvons seulement 4 (ou 5) postérieures à cette dixième année contre 86 antérieures.

Ces exceptions, toutefois, sont réalisables. Ainsi, je tiens pour certain d'avoir observé deux fois des syphilides de modalité irrécusablement secondaire à la **seizième année** de la maladie. Voici, sommairement, ces deux cas, qui méritent bien d'être cités.

Le premier est relatif à un malade qui, affecté en 1876 d'une syphilis dont les diverses manifestations furent constatées et traitées par M. le Dr Simonet (ancien médecin de l'hôpital du Midi), se présenta à moi bien plus tard, en 1891, avec les trois accidents suivants : symptômes multiples d'un tabes semblant remonter à quelques années ; — glossite syphilo-nicotique, avec îlots de dépapillation ; — et syphilide papulo-circinée siégeant sur une joue, en dehors de la commissure buccale. Cette syphilide formait un anneau incomplet, d'un diamètre quelque peu supérieur à celui d'une pièce de cinq francs, anneau constitué par une série de papules (et non de tubercules) groupées à la file les unes des autres à la façon des perles d'un collier. Je répète et précise bien que les éléments de cette éruption étaient des papules, des papules plates, de physionomie absolument *secondaire*, et non pas des tubercules.

Le second cas est non moins probant. Je l'ai observé sur un de mes plus vieux camarades, dont j'ai suivi la syphilis depuis 1859 jusqu'à ce jour. En 1875, c'est-à-dire dans la seizième année de l'infection, il fut affecté d'un sarcocèle spécifique, dont l'iodure le débarrassa assez facilement, puis, quelques mois plus tard, d'un type de syphilide secondaire

composée de deux ordres d'éléments éruptifs, à savoir : d'une
part, une série de papules lenticulaires disséminées sur les
jambes et les avant-bras ; et, d'autre part, cinq anneaux ou
ovales papuleux à centre sain constitués par un groupement
de nombreuses petites papules tangentes et disposées à la file
les unes des autres comme les perles d'un collier. Vous recon-
naissez là cette variété de syphilide que je vous ai décrite
sous le nom de syphilide papuleuse à groupement circiné. Nul
doute ne pouvait subsister sur le caractère spécifique d'une
telle lésion, non plus d'ailleurs que sur sa modalité *secondaire*.
Je me rappelle l'avoir étudiée, *contemplée* plus d'une fois, très
intrigué, très surpris que j'étais de l'étrange contraste qu'elle
offrait avec l'âge de la syphilis qui lui servait d'origine, et
n'avoir pu jamais la considérer qu'au titre d'une manifestation d'ordre *secondaire* (1).

Reste, pour en finir avec ces syphilides, à noter un dernier
point de leur histoire pathologique, à savoir : *faculté de récidive* qu'offrent certaines d'entre elles, faculté que, d'ailleurs,
nous retrouverons bien plus accentuée dans les deux groupes
éruptifs qu'il nous reste à décrire.

On voit parfois des éruptions de modalité papuleuse se produire et se reproduire avec une insistance singulière, bien au
delà de leurs termes usuels d'échéance, et cela non pas, bien
entendu, avec leur degré de confluence initiale, mais sous des

(1) Voici, sommairement, l'histoire complète de cette syphilis :
En 1859, chancre induré, diagnostiqué tel par M. Ricord.
Dans les mois qui suivent, roséole, plaques buccales à diverses reprises, adénopathies, syphilide palmaire. — Traitement spécifique.
En 1861, je vois le malade affecté d'une récidive de roséole. — Quelques mois
plus tard, syphilide papuleuse discrète, à petites papules grenues, et syphilide palmaire. — Reprise du traitement.
En 1875, *sarcocèle* syphilitique bien net. — Iodure de potassium. — Guérison.
Quelques mois plus tard, invasion d'une *syphilide papulo-squameuse* discrète,
de physionomie absolument secondaire. Cette éruption est, sur certains points,
un type par excellence de la variété dite syphilide papuleuse à groupement circiné (Voy. mon *Traité de la syphilis*, t. I, p. 316), composée par une série de
petites papules discoïdes, plates, qui, disposées à la file circulairement, à la
façon des perles d'un collier, décrivent des anneaux ou des ovales à centre sain.
On compte cinq lésions de cet ordre sur les jambes et les avant-bras. — En outre,
au pourtour de ces lésions, série disséminée de papules plus volumineuses, discoïdes, orbiculaires, du diamètre d'une pièce de vingt centimes, absolument
syphilitiques d'aspect. — D'une part, nul doute sur le caractère spécifique de
cette éruption, qui, du reste, a été diagnostiquée telle par plusieurs de nos confrères ; et, d'autre part, caractère *secondaire* de cette lésion absolument incontestable. — Pilules de protoiodure. — Disparition des taches en deux mois.
Enfin, en 1881, *périostose tibiale*, bien sûrement spécifique. — Guérison rapide
par traitement ioduré.

formes réduites, discrètes, circonscrites, et parfois même comme avortées. **Exemple** :

Une jeune femme contracte la syphilis en 1872 par un chancre du sein, et en éprouve quelques légers accidents bientôt domptés par le traitement spécifique. — Deux à trois ans plus tard, elle est reprise d'une poussée discrète de syphilide papuleuse, lenticulaire, dont le mercure a facilement raison. — Puis, à dater de ce moment et cela pour *quatre années* consécutives, elle devient sujette à des poussées de même ordre que le traitement mercuriel réprime toujours facilement, mais qui reparaissent quelques mois plus tard sous la même forme. Ces poussées, de siège variable, restent toujours discrètes, se composant d'une dizaine, d'une demi-douzaine de papules lenticulaires, rosées, indéniablement spécifiques ; parfois même le nombre en descend à quatre, trois, deux. — On compta deux de ces poussées en 1876 (janvier et août) ; trois en 1877 (mars, août, décembre) ; trois en 1878 (mai, juin, juillet) ; deux en 1879 (juin et août). — Cette femme, à vrai dire, supportait très mal le mercure, en prenait le moins possible et en cessait l'usage dès la disparition des accidents. Est-ce à cette raison, est-ce à cette seule raison que fut due la multiplicité des récidives qu'elle éprouva ?

Plus manifeste encore est la tendance aux récidives que présente une certaine variété de syphilide papuleuse, à savoir la *syphilide papuleuse péribuccale*, que caractérise un semis de papules distribuées sur l'une ou l'autre lèvre et quelquefois sur les deux ; papules lenticulaires, rosées ou rougeâtres, nettement orbiculaires, plus ou moins multiples, tantôt isolées et indépendantes, tantôt agminées et constituant alors de petits rubans onduleux arciformes, parfois juxtaposés bout à bout et figurant alors une série d'arceaux conjugués. — J'ai eu deux de mes clientes littéralement poursuivies, persécutées pendant plusieurs années par d'*incessantes récidives* (jusqu'à *onze* en cinq ans) de cette singulière syphilide. Voici l'histoire de l'une d'elles qui, jeune et jolie femme, avait conçu un véritable chagrin d'une telle disgrâce et tomba même un moment, sans autre cause, dans un état de morosité hypochondriaque qui fit craindre pour sa raison.

Syphilis en 1873. — Divers accidents secondaires, et notamment trois poussées de syphilide papuleuse péribuccale, à papules lenticulaires, multiples, criblant tantôt l'une et tantôt l'autre lèvre. — Traitement spécifique, et absence de tout accident pour cinq à six ans.

Puis, à partir de 1879 et cela jusqu'en 1883, c'est-à-dire *pendant cinq ans*, série nombreuse de réapparitions de la même syphilide sur la même région, c'est-à-dire tantôt sur une lèvre, tantôt sur l'autre, quelquefois sur l'une et l'autre, et toujours avec les mêmes caractères de papules *secondaires*, plates, superficielles, sans infiltration bien manifeste, rosées ou rougeâtres, très légèrement squamelleuses. Toujours le traitement faisait justice de ces poussées en quelques semaines; et toujours, au grand désespoir de la malade, l'affection reparaissait à brève échéance dès que le traitement était suspendu. Il y eut très exactement, en cinq ans, ONZE de ces poussées, bien distinctes, nettement séparées les unes des autres, à savoir:

Quatre en 1879 (janvier, mars, juin et octobre);

Deux en 1880 (mars et novembre); — la dernière avec syphilide linguale;

Deux en 1881 (février et avril); celles-ci accompagnées de syphilides érosives linguales;

Une en 1882 (octobre);

Deux en 1883 (février et mai) (1).

(1) Une observation ultérieure de MM. Balzer et Deshayes est à relater ici en raison des grandes analogies qu'elle présente avec celle qu'on vient de lire. — La voici, telle qu'elle a été présentée à la Société Française de Dermatologie (séance du 1er février 1906).

« Madame X..., âgée de 44 ans, est atteinte de syphilis depuis 25 ans environ; elle se souvient d'avoir eu au début des lésions vulvaires qui durèrent deux mois environ. — Traitée par l'usage de pilules (?) et d'iodure de potassium, cette syphilis est restée bénigne. — Depuis la première année, pas d'accidents et pas de traitement. — Cette malade est ramenée près de nous, aujourd'hui, par une éruption qui occupe les lèvres et le pourtour de la bouche. Cette éruption est apparue pour la première fois il y a six ans sans cause appréciable. Elle était constituée par une rougeur péribuccale avec tuméfaction qui dura quatre mois.

Depuis lors, tous les ans au début de l'hiver cette même éruption se montre de nouveau, dure environ trois mois, puis disparaît. Nous sommes actuellement en présence de la *septième récidive* qui a débuté le 15 novembre 1905. Elle a été assez forte, ainsi qu'en témoigne un moulage de M. Baretta exécuté il y a quinze jours et déposé au musée de l'hôpital Saint-Louis. On peut voir qu'il s'agissait d'une rougeur érythémateuse assez prononcée, diffuse, commençant sur le bord des lèvres et s'arrêtant à une très petite distance des narines, avec un bord net, légèrement saillant sur la lèvre supérieure, un peu festonné sur la lèvre inférieure. L'érythème entourait nettement toute la bouche, en offrant son maximum de largeur sur la partie médiane.

Pas de suintement, pas de croûtes, mais légère desquamation furfuracée.

Au dire de la malade, l'éruption commencerait sur le bord libre des lèvres qui se tuméfient, se crevassent et desquament; elle s'étend ensuite sur la peau des lèvres.

Actuellement, l'érythème occupe les deux lèvres, et présente une coloration rouge ou rosée. La muqueuse est un peu blanchâtre et desquame légèrement. Les contours de cet érythème orbiculaire sont réguliers et un peu festonnés sur la lèvre inférieure. — Depuis quinze jours la malade a été traitée par les pilules de Dupuytren et par l'iodure de potassium; l'éruption est en décroissance beaucoup plus rapide qu'à l'ordinaire et l'amélioration obtenue depuis quinze jours est remarquable. Elle disparaîtra vraisemblablement sans laisser aucune trace,

A noter, — chose curieuse, — que cette *syphilide péribuccale récidivante* de forme secondaire a son pendant sous forme tertiaire avec une identique et non moins inexplicable tendance à de multiples récidives (1).

A dessein, messieurs, j'ai réservé jusqu'ici dans l'exposé qui précède, pour vous en parler avec les détails que comporte leur haute importance, deux types majeurs de ces curieuses syphilides secondaires de l'étape tertiaire. Je vais actuellement en aborder l'histoire.

ainsi que cela est de règle, suivant le dire de la malade, pour toutes les éruptions qu'elle a présentées.

« Voilà certes, ajoute M. Balzer comme commentaire, une curieuse éruption, remarquable par ses récidives multiples (toujours en hiver), par son siège constant, par sa longue durée, par sa guérison régulière et sans traces... Une particularité intéressante serait son début, au dire de la malade, sur la muqueuse et son extension consécutive à la peau. Pourrait-on penser à une affection primitivement buccale ou labiale, gagnant ensuite la peau? A une sorte de perlèche? Mais cette maladie est plutôt spéciale aux enfants, et ne récidive pas en séries, de cette manière. Il en est de même pour l'eczéma labial. Et somme toute, il convient plutôt de s'arrêter, pour le diagnostic, à la variété de syphilide secondaire tardive que M. Fournier a désignée sous le nom d'*Erythème péribuccal récidivant*, et dont il a rapporté un remarquable exemple dans son récent ouvrage sur la syphilis secondaire tardive.

« Cette éruption, enfin, est-elle réellement syphilitique, ou simplement parasyphilitique? Je crois, que, sur ce dernier point, il convient d'être sobre d'interprétations pathogéniques, dans un moment où les questions de syphilis et de parasyphilis vont être soumises au contrôle des investigations bactériologiques. »

(1) Voy. mon *Traité de la syphilis*, t. II, p. 246.

SYPHILIDE PALMAIRE ET PLANTAIRE

C'est le type connu de tous sous le nom mauvais (mais n'importe) de *psoriasis palmaire et plantaire*, nom d'ailleurs rendu célèbre par Ricord qui a qualifié l'affection du titre de « signature de la vérole dans la main ou sous le pied du malade ».

Par excellence c'est là un type *indiscipliné*, qui s'affranchit de toute dépendance chronologique. Si bien qu'on a dit de lui que « c'était un *indépendant*, sans échéance fixe dans le calendrier de la vérole, s'observant presque indifféremment aux termes les plus opposés du cycle morbide, et susceptible conséquemment de frayer tout aussi bien avec les accidents d'une période avancée qu'avec ceux d'une période moyenne ou tout à fait jeune de la maladie ».

Voyons ce qu'il y a de vrai dans tout cela.

I.— D'abord, incontestablement, c'est là le type *le plus commun* — et de beaucoup — de toutes les syphilides de modalité secondaire qu'on rencontre dans la période tertiaire. Sur 879 cas de ce genre (observés tant en ville qu'à l'hôpital), je le vois figurer 450 fois, c'est-à-dire qu'à lui seul il constitue *plus de la moitié* des cas en question.

II. — *A quelles échéances se font ses invasions au cours du tertiarisme ?*

La statistique suivante va nous renseigner à ce sujet :

Au cours de la 4e année	74	cas.
— 5e —	55	—
— 6e —	37	—
— 7e —	31	—
— 8e —	28	—
— 9e —	15	—
— 10e —	21	—
— 11e —	14	—
— 12e —	13	—

Au cours de la 13e année......................	7 cas.	
— 14e —	7	—
— 15e —	6	—
— 16e —	11	—
— 17e —	4	—
— 18e —	4	—
— 19e —	2	—
— 20e —	3	—
— 21e —	1	—
— 22e —	5	—
— 23e —	1	—
— 24e —	2	—
— 27e —	1	—
— 28e —	1	—
— 31e —	1	—
— 33e —	1	—
— 42e —	1	—
	346 cas.	

A simple lecture de cette statistique, il est facile d'en déduire les quelques propositions suivantes :

I. — C'est, d'abord, que la syphilide psoriasiforme palmaire ou plantaire est susceptible d'entrer en scène aux étapes les plus opposées du tertiarisme, voire, disons mieux, **à tout âge** de la période tertiaire.

II. — C'est, en second lieu, *que la fréquence de son invasion diminue progressivement et rapidement à mesure qu'on s'éloigne davantage du début de la période tertiaire.* Ainsi, tandis que la statistique précédente nous en fournit 261 cas de la quatrième à la dixième année de la maladie, on n'en compte plus que 71 de la onzième à la vingtième, c'est-à-dire de 6 à 7 fois moins, et seulement 14 de la vingt et unième à la quarante-deuxième, c'est-à-dire 6 fois moins que dans la précédente décade.

III. — Mais, à coup sûr, le résultat le plus curieux, le plus inattendu, et je puis dire sans exagération le plus *stupéfiant* de cette même statistique, c'est la possibilité pour la syphilide en question d'échéances qu'on aurait le droit de considérer comme *impossibles* de par la longue, la très longue distance qui les sépare du début de la maladie. *A priori* qui se prêterait à croire qu'une syphilide qu'on a coutume de rencontrer dans les premières années ou même dans les premiers mois de la maladie, puisse également se manifester en plein cours du tertiarisme, voire du tertiarisme avancé, c'est-à-dire au delà de la dixième année, au delà de la quinzième, de la vingtième année, si ce n'est même plus tard encore, comme dans quelques cas où, d'une façon bien authentique, je crois, on l'a vue se produire *trente et un, trente-trois* et *quarante-deux ans* au delà du chancre (1) ?

En vérité, de tels chiffres, je répète le mot, sont *stupéfiants* ; c'est à n'y pas croire. Aussi bien j'attends l'objection ou, pour mieux dire, les objections que sans doute on ne manquera pas de m'opposer. On me dira : Mais n'y a-t-il pas eu là, relativement à ces échéances si étonnamment tardives, soit erreur de fond sur la nature même des accidents, soit tout au moins erreur d'interprétation sur leur qualité secondaire ou tertiaire?

Eh bien, non, répondrai-je. Une telle fin de non-recevoir serait inacceptable, et je vais le démontrer.

D'abord, en ce qui concerne la qualité secondaire ou tertiaire des accidents, je déclare n'avoir admis dans ma statistique que des cas offrant d'une façon bien nette les caractères de l'objectivité *secondaire* pour laquelle il serait difficile de me refuser une certaine expérience. Puisque c'était là précisément ce qui m'intéressait, à savoir le contraste entre l'objectivité secondaire et l'échéance tertiaire, je n'aurais pas manqué à la première et essentielle condition de mon programme en donnant asile dans ladite statistique à des cas pouvant être suspectés de tertiarisme. Très soigneusement, je le répète, j'en ai exclu toutes les syphilides tertiaires (et elles ne sont pas très rares) des régions palmaire et plantaire.

D'ailleurs, le psoriasis tertiaire de ces régions (laissez-moi continuer à l'appeler de ce nom mauvais, mais abréviatif et commode) a une physionomie très spéciale et se différencie aisément du psoriasis secondaire. Il s'en différencie notamment par un degré d'infiltration dermique beaucoup plus accentué, d'où dérivent, comme conséquences, un *état coriace et dur de la peau*, devenue rénitente comme du parchemin, voire, pour

(1) Dans une *nouvelle* enquête que j'ai instituée pour servir de contrôle à la précédente, je ne trouve pas moins de 9 cas de syphilide palmaire ou plantaire de *modalité secondaire* ayant fait invasion au delà de la vingtième année après le chancre. A savoir :

Dans la 21ᵉ année	....	1 cas.
— 22ᵉ —	....	1 —
— 23ᵉ —	....	1 —
— 24ᵉ —	....	1 —
— 25ᵉ —	....	3 —
— 27ᵉ —	....	2 —
	Total....	9 cas.

certains cas, comme du cuir ; — une *desquamation lamelleuse*, presque écailleuse parfois ; — des *fissures* profondes au niveau des plis de flexion palmaires ou digitaux, fissures susceptibles de dégénérer en rhagades ulcéreuses creusées en V ; — quelquefois un *bourrelet de frontières* nettement tuberculeux, faisant saillie au niveau du poignet notamment et servant là, pour ainsi dire, d'ourlet à la lésion. — Ajoutez encore que le psoriasis tertiaire affecte presque exclusivement la modalité éruptive en nappe, en placard, à l'exclusion de la modalité en disques lenticulaires disséminés, indépendants, laquelle est une forme bien plutôt secondaire, etc.

En second lieu, quant à l'objection portant sur la *spécificité* même des accidents, elle n'est guère plus admissible que la précédente.

Qu'il ait pu se glisser un certain nombre d'erreurs diagnostiques dans la masse des faits que j'ai observés, je ne le conteste pas, car nul, à commencer par moi, n'est infaillible. Mais qu'importeraient quelques unités d'erreurs dans un total de plusieurs centaines de cas (346, exactement)? D'ailleurs, la spécificité des cas en question ressort d'un ensemble de témoignages non équivoques, tels que les suivants :

1° Fréquence même de ces syphilides psoriasiformes *tardives*, qui se produisent toujours dans des conditions identiques, à savoir sur des sujets à antécédents de syphilis bien avérés ;

2° Coïncidence assez fréquente de ces syphilides avec d'autres accidents de syphilis, soit avec cette variété de glossite dite glossite dépapillante dont nous parlerons bientôt, soit avec divers symptômes tertiaires, tels que syphilide tuberculeuse sèche, syphilide tuberculo-ulcéreuse, gommes, sarcocèle, tabes, syphilis cérébrale, paralysie générale, etc.;

3° Caractères d'objectivité souvent très nets, comme dans les cas où la lésion se présente avec la modalité circinée, soit annulaire, soit, bien plus souvent, arciforme ;

4° Critérium thérapeutique : réaction exercée sur ces éruptions par le traitement spécifique ou, pour mieux préciser encore, par le mercure. Ces éruptions, en effet, ont un remède et elles n'en ont qu'un, le mercure. Le fait est notoire et ne saurait trouver de contradicteurs ;

5° Mieux encore, et témoignage décisif par excellence : On a vu plus d'une fois ces éruptions récidiver avec insistance, alors qu'elles n'étaient plus contenues par le mercure. Vient-on alors à mettre en œuvre le mercure, elles s'effacent et disparaissent, pour reparaître un certain temps après la cessation du traitement, et céder de nouveau la scène avec la reprise du traitement, et ainsi de suite. Ce singulier *cache-cache* comporte une signification sur laquelle il serait superflu d'insister. — J'en citerai un exemple, entre beaucoup d'autres que j'aurais à produire.

X... a contracté la syphilis en 1873 (chancre induré, syphilide érythémato-papuleuse, alopécie, plaques muqueuses buccales à diverses reprises). — Il s'en est traité assez longtemps (deux à trois ans, dit-il), et n'en a plus éprouvé d'accidents jusqu'en 1889.

En 1889, invasion d'une syphilide palmaire aussi typique que possible, de variété circinée. — Je prescris un traitement par pilules de Dupuytren. L'éruption, qui datait de trois ou quatre mois, disparaît en quelques semaines.

En janvier 1890, récidive de l'éruption au même siège et sous la même forme exactement. — Reprise du traitement. — Disparition de l'éruption en trois semaines.

En avril et août, deux récidives nouvelles; même traitement et même guérison en l'espace de quelques semaines.

En 1891, le malade part à l'étranger et je ne le revois plus qu'en juin 1892. A cette époque, il déclare que, depuis son départ, l'éruption s'est reproduite et s'est guérie exactement *cinq fois*, et toujours aux mêmes points et toujours dans les mêmes conditions. « A peine, dit-il, ai-je pris du mercure pendant quinze jours ou trois semaines que l'éruption décline, se fane et disparaît. Puis, à peine ai-je suspendu le remède depuis un à deux mois, trois mois au plus, qu'elle se reconstitue comme avant. Voyez plutôt. Voilà deux à trois mois que j'ai cessé le mercure, et la syphilide a déjà reparu. » Et, en effet, je constate une syphilide bipalmaire exactement semblable à celle dont j'ai déjà vu cinq apparitions.

Ainsi, voilà un malade qui, de la seizième à la vingtième année de la syphilis, a été affecté de **dix** poussées de syphilide palmaire; et toutes ces poussées ont toujours guéri à brève échéance sous l'influence du mercure. Y aurait-il moyen d'en récuser la spécificité, quelque extraordinaires qu'en aient été les diverses échéances ?

Donc, vous le voyez, messieurs, aucun doute ne saurait subsister sur le point que nous discutons. Et, très sûrement, nous pouvons enregistrer comme possible, voire comme assez fréquente, l'entrée en scène des syphilides psoriasiformes plantaires et palmaires de *modalité secondaire* à des étapes avancées, voire très avancées du tertiarisme.

Reste maintenant à justifier encore ce qui précède par quelques exemples que je vais emprunter à mes notes.

I. — Syphilide palmaire à la **vingt-deuxième année** de la syphilis. — X... contracte la syphilis en 1873, et ne s'en traite que très incomplètement. — Marié prématurément, il transmet l'infection à sa femme, et un premier enfant succombe à une méningite de nature très vraisemblablement spécifique.

En 1895, syphilide palmaire en nappe, affectant l'une et l'autre main et les plis digitaux. — Cette syphilide est tout à fait *superficielle* de forme et rappelle exactement les types jeunes de la même dermatose. — Traitement par pilules de protoiodure. — Énorme amélioration dès le quinzième jour du traitement et disparition complète de l'affection dans l'espace d'un mois.

II. — Syphilide palmaire à la **vingt-quatrième année** de la syphilis. — Syphilis contractée en 1865. — Chancre induré. — Puis roséole, syphilide papuleuse, croûtes du cuir chevelu, adénopathies cervicales, plaques muqueuses buccales, etc. — Traitement très écourté, d'environ six mois, par le protoiodure.

En 1889, trois pertes de connaissance (épilepsie spécifique). — En outre, syphilide monopalmaire, arciforme, constituée par un grand arc de cercle qui parcourt la paume de la main depuis la base du pouce jusqu'à la région hypothénar. Cette syphilide est absolument plane, sans le moindre relief, sans infiltration, sans dureté. Elle est rose d'aspect, légèrement squamelleuse par places, et rappelle absolument la physionomie des formes secondaires. — Traitement mixte. — Guérison rapide.

III. — Syphilide palmaire et digitale à la **vingt-neuvième année** de la syphilis. — Sur un de mes malades dont l'infection remontait à *vingt-neuf ans*, j'ai vu une syphilide papuleuse circinée de *type absolument secondaire* affecter la face antérieure d'une main. Cette syphilide se présentait sous forme d'un grand cercle qui, commençant à la racine du pouce, remontait jusqu'à la seconde phalange des doigts et descendait ensuite sur la région hypothénar. — Pauvrement infiltrée, superficielle d'aspect et légèrement squameuse, cette syphilide, je le répète à dessein, était vraiment assimilable aux types éruptifs de la période secondaire.

IV. — Syphilide palmaire à la **trente-troisième année** de la syphilis. — Syphilis en 1865. — Chancre induré à la verge. — Puis, plaques muqueuses buccales et « psoriasis palmaire » à deux reprises dans les premières années de la maladie. — Traitement de cinq à six mois par mercure et iodure de potassium.

En 1873 et 1874, lésion osseuse nasale. Perforation de la cloison. — Traitement ioduré.

En 1898, syphilide papulo-squameuse circinée occupant la région palmaire de la main gauche. Là, plus spécialement au niveau de la région hypothénar, semis de papules, au nombre de neuf, lenticulaires, correctement arrondies, superficielles, rosées, squamelleuses, avec infiltration légèrement parcheminée du derme. Ces papules sont disposées en couronne, d'une façon significative qui n'a laissé aucun doute sur leur spécificité à l'un de mes collègues non plus qu'à moi.

Enfin, — et ceci est un comble, suivant l'expression en faveur, — j'ai vu, de mes yeux vu une syphilide palmaire de même ordre, c'est-à-dire d'apparence absolument secondaire, faire invasion dans la **quarante-deuxième année** de la maladie. Le fait est bien authentique, car il a été observé sur un médecin, qui rendait très exactement compte, avec dates précises, des divers symptômes de sa maladie, à savoir :

Syphilis en 1856. — Chancre induré de la verge, constaté par M. Ricord. — Puis, roséole, taches palmaires, plaques muqueuses buccales, à diverses reprises, adénopathies, douleurs vagues, céphalée, etc. — Nul autre accident depuis la première année, si ce n'est (peut-être?) quelques « taches » de temps à autre, taches de caractère resté indéterminé. — Traitement mercuriel, suivant le mode *opportuniste*, c'est-à-dire exclusivement à propos des diverses explosions morbides et jusqu'à leur disparition; jamais de traitement préventif en dehors des poussées.

Or, en 1898, invasion d'une syphilide palmaire aussi typique que possible, irrécusable, mais tout à fait superficielle, non infiltrée, sans relief, sans dureté, à peine squamelleuse, et d'un rose pâle, d'un rose éteint. « On croirait vraiment d'après cela, me disait mon confrère, que je viens de prendre la vérole il y a six mois, et je l'ai prise il y a quarante-deux ans !! » Impression que, pour ma part, je partageais absolument.

En outre, je constatai sur le malade, à la même époque, une sclérose absolue du testicule gauche. L'organe était véritablement ligneux, diminué de volume et bosselé, ou, pour mieux dire, semé à sa surface de nodosités pisiformes, extrêmement dures (*nodules de Ricord*). C'était donc là, bien certainement, un sarcocèle spécifique. Malheureusement, la date d'invasion de cette lésion testiculaire ne pouvait être précisée par le malade.

*
* *

Cela dit, venons maintenant à la *caractéristique clinique* de ces éruptions.

Cette caractéristique, je n'ai pas à vous la dépeindre ici, et pour cause. C'est qu'en effet, à propos de la période secondaire, je vous ai décrit longuement et dans tous leurs détails ces syphilides palmaires et plantaires. Je vous renvoie sur ce point au premier volume de mon *Traité de la syphilis* (p. 317 et suiv.). — Je m'occuperai seulement ici de rechercher si ces éruptions présentent quelques particularités alors qu'elles viennent à entrer en scène plus tardivement, c'est-à-dire en pleine étape tertiaire.

I. — Comme *localisation*, d'abord, l'affection s'observe bien plus souvent aux *mains* qu'aux pieds ; — et, sur ces deux régions, elle se circonscrit toujours très exactement à la face palmaire ou plantaire, sans déborder l'une ou l'autre.

II. — A la main, quelquefois elle affecte, soit simultanément avec la région palmaire, soit exclusivement, la face antérieure des doigts, et toujours au niveau des plis de flexion. — Bien plus rarement elle se localise sur la dernière phalange, au niveau de la pulpe des doigts.

III. — Assez souvent, à la localisation palmaire s'ajoute la localisation plantaire ; mais cette coexistence, — remarquons ceci, — très commune et presque habituelle dans la période secondaire, est *infiniment plus rare au cours de l'étape tertiaire*.

IV. — Il est possible, mais relativement rare, que l'affection se concentre sur le *pied* exclusivement. Sur 345 cas, ma statistique en comprend 42 de ce genre.

Au pied, elle occupe la région plantaire ou, exceptionnellement, les plis de flexion des orteils. — Parfois encore elle se localise sur le bord interne du pied, en empiétant quelque peu sur la région latérale avoisinante.

V. — Enfin, le *talon* est quelquefois le siège exclusif de ces syphilides psoriasiformes tardives, qui là, — soit dit en passant — se montrent particulièrement *chroniques* et *réfractaires* au traitement.

En tant que modalité éruptive, ces psoriasis palmaires et

plantaires tardifs se présentent sous les trois types qui leur sont habituels, à savoir :

I. — **Type lenticulaire**, constitué par un semis de petites papules squameuses ; — papules comparables comme étendue moyenne à une pièce de vingt centimes, mais quelquefois un peu plus petites ou un peu plus grandes ; — généralement arrondies ; — légèrement rénitentes ; — sèches et âpres au toucher ; — variables d'aspect suivant l'état de surface, c'est-à-dire grisâtres et squameuses, si la desquamation est encore adhérente, et, au cas contraire, rougeâtres, avec bordure constante d'une collerette d'épiderme décollé.

II. — **Type en nappe** (*Psoriasis en nappe*). — Dans cette forme, au lieu de se diviser en papules lenticulaires isolées, l'éruption s'étale sur de larges surfaces et dessine sur la paume de la main des *plaques* irrégulières, plaques mesurant 2, 3 et même 4 centimètres de longueur sur une largeur également variable, et affectant volontiers une direction parallèle à celle des plis de la peau. Ces plaques sont sèches, rêches, âpres au toucher. Elles se présentent tantôt dépouillées complètement de leur épiderme, tantôt recouvertes par places de débris squameux, en tout cas toujours bordées par une collerette circonférencielle en voie de soulèvement. Elles offrent une teinte générale d'un rose sombre, avec semis d'îlots grisâtres correspondant à des segments d'épiderme décollés. Elles sont, de plus, parcourues çà et là par de fines stries blanchâtres suivant le trajet des sillons cutanés.

Quelquefois, mais plus rarement, la paume de la main est envahie sur une très grande étendue ou même presque en totalité par des plaques de ce genre.

III. — **Type circiné.** — Ce type comporte deux variétés :

1° Dans l'une, les papules restent indépendantes, mais se distribuent en demi-cercles, en croissants. On voit, par exemple, cinq ou six papules lenticulaires qui, sans se confondre, s'agencent les unes par rapport aux autres de façon à figurer un segment de cercle.

2° Dans l'autre, l'éruption prend la forme d'un *ruban continu* décrivant un trajet courbe, à savoir un tiers, une moitié, les deux tiers d'une circonférence. — Parfois même elle figure dans le creux de la main deux ou trois arcades soit anastomosées, soit disjointes. — Plus rarement elle affecte la forme annulaire, en constituant un anneau complet à centre sain.

Ici prend place un fait singulier. On voit parfois une circonférence papuleuse, qui a pris naissance sur la paume de la main, poursuivre son trajet sur la face palmaire des doigts et l'y poursuivre de la façon la plus régulière *en sautant au même niveau d'un doigt à un autre*. Or, on conçoit une courbe pathologique se continuant sur un plan continu ; mais une courbe se continuant avec une régularité mathématique sur des parties disjointes et indépendantes, telles que les doigts, cela, pour être vrai, n'en reste pas moins invraisemblable et échappe à toute interprétation.

A remarquer :

1° Que des trois types dont il vient d'être question, *le type circiné est de beaucoup le plus commun à l'époque tertiaire*. Il ne s'observe guère, en tout cas, qu'à un stade de la diathèse bien plus avancé que celui où prédomine la forme lenticulaire, forme au contraire relativement précoce.

2° Que de même le type annulaire parfait constitue presque exclusivement un symptôme de syphilis plus ou moins âgée.

Au point de vue de la physionomie générale de l'affection, un fait curieux et essentiel à signaler pour le diagnostic consiste en ceci qu'assez souvent les déterminations secondaires tardives affectent des formes véritablement **frustes**, frustes soit par l'atténuation du processus d'infiltration, soit par le petit nombre des éléments morbides qui composent l'éruption. Quelques détails ne seront pas ici superflus, car de telles formes sont facilement trompeuses, et j'aurais à signaler nombre d'erreurs commises à leur sujet.

Ainsi :

1° En certains cas, — peu nombreux, à la vérité, — on voit l'éruption s'atténuer comme modalité, s'atténuer autant qu'il est possible, se réduire à une infiltration superficielle et ténue, à une desquamation des plus légères, voire (c'est à peine croyable) à une *simple teinte érythémateuse, rosée*, des téguments. Ce n'est plus alors, à proprement parler, qu'une **roséole palmaire**. Je laisse à penser si de pareils cas prêtent à confusion et sont habituellement méconnus.

Comment imaginer, en effet, que la syphilis, à une époque où elle s'accuse habituellement par des manifestations d'une gravité proportionnelle à son âge, c'est-à-dire par des entaillures, des entamures, des destructions de tissus, puisse se restreindre, s'abaisser à des expressions dermatologiques aussi bénignes, aussi insignifiantes ? Rien de plus authentique, cependant, ainsi que l'établira le cas suivant, pris comme exemple entre plusieurs autres.

M. X..., actuellement âgé de vingt-huit ans, a contracté, il y a sept ans, une syphilis qui s'est traduite par les quelques accidents suivants : chancre labial; — roséole; — plaques muqueuses buccales et anales ; — alopécie passagère. — A deux reprises, il a présenté une éruption que son médecin a qualifiée du nom de « psosiaris palmaire syphilitique ». — Traitement prolongé deux à trois ans par pilules mercurielles, sirop dépuratif (?), iodure de potassium, etc. — Depuis cinq ans, pas d'accidents.

Il y a deux à trois mois, poussée nouvelle : d'une part, au niveau du scrotum, syphilide papuleuse circinée sèche, à contours arciformes, accentués de la façon la plus significative ; — et, d'autre part, syphilide bipalmaire. Cette syphilide est anormale par sa superficialité et sa *bénignité objective*. On la reconnaît certes pour une syphilide, cela de par son siège, sa configuration orbiculaire ou arciforme, sa coloration, sa desquamation frangée sur quelques points de son contour, etc. Mais elle ne consiste guère qu'en une *teinte érythémateuse* des téguments, de coloration rosée, *sans infiltration dermique* appréciable. Sa desquamation est minuscule, farineuse bien plutôt qu'écailleuse. Sur certains points seulement de sa frontière, elle présente une collerette épidermique soulevée. A cela près, on dirait une sorte de **roséole palmaire**.

Mais voici mieux. Écoutez bien, messieurs, cette observation, qui comporte au moins trois points intéressants, et dont je puis vous garantir l'authenticité pour l'avoir longtemps et curieusement suivie.

Un jeune homme contracte la syphilis en 1869 (chancre induré, roséole, plaques buccales, etc.). Il s'en traite de trois à quatre mois. Ce bien faible traitement — premier point à noter — suffit néanmoins à enrayer pour vingt-quatre ans l'évolution morbide, et nul accident ne se produit pendant tout ce temps.

Alors, en 1894, apparaît une exostose tibiale qui, non traitée pendant deux ans, persiste, et qui, traitée plus tard, ne se modifie en rien, quoi que j'aie pu faire.

Puis, en 1898 (vingt-neuvième année de la maladie), invasion d'un psoriasis plantaire typique, absolument *secondaire comme modalité éruptive*, lequel disparaît en un mois sous l'influence d'un traitement mercuriel. — Ainsi, second point à noter,

Syphilis secondaire.   4

psoriasis, accident secondaire, succédant à une exostose, accident tertiaire ; la charrue devant les bœufs.

Finalement, en 1899 (*trentième année* de l'infection), retour du psoriasis plantaire, cette fois sous une modalité érythémato-circinée. Plusieurs anneaux incomplets ; en outre, un long segment d'anneau à grand rayon parcourt la plante du pied dans toute son étendue. L'éruption est de *type érythémateux* et consiste en taches rosées, à peine squamelleuses sur quelques points, superficielles, sans saillies, sans épaississement du derme. Donc, tertiaire d'aspect de par sa circination et surtout sa circination à grande envergure, elle offre, d'autre part, — dernier point à noter, — une physionomie essentiellement secondaire de par sa superficialité, l'absence de toute infiltration dermique, sa couleur, son apparence purement congestive et roséoliforme, etc.

2° D'autres fois, le caractère fruste de l'éruption porte sur le **nombre** des éléments éruptifs.

Ce nombre peut se réduire (je répète encore une expression de tout à l'heure) au delà de tout ce qu'on pourrait croire, et descendre de la sorte au type le plus discret, voire à un type *fruste*, méconnaissable à force d'être discret. C'est ainsi qu'on a vu, à divers termes de l'époque tertiaire, des syphilides psoriasiformes tardives être constituées par trois ou quatre, ou même par deux plaques de modalité secondaire ! Que dis-je ? J'ai dans mes papiers *onze* observations irrécusables témoignant que des syphilides de ce genre ont pu ne consister qu'en *un seul* placard éruptif, **un seul** ! A preuve encore, les quelques cas suivants qui serviront de témoignages :

I. — C... Syphilis datant de cinq ans. — Chancre, puis divers accidents secondaires. — Traitement de deux ans. — Syphilide monopalmaire gauche, constituée par *deux* plaques papulo-squameuses, chacune de la dimension d'une pièce de vingt centimes.

II. — H... Syphilis datant de six ans. — Chancre, roséole, plaques muqueuses buccales, glossite dépapillante. — Traitement de dix-huit mois, environ. — L'an dernier, à deux reprises, syphilide papulo-squameuse du scrotum et syphilides linguales. — Actuellement, syphilide scrotale sèche, circinée de contour. — A la paume d'une main, *une* tache rosée, régulièrement orbiculaire, du diamètre d'une pièce de cinquante centimes, desquamante, présentant à sa frontière une collerette épidermique frangée.

III. — M... Syphilis datant de dix ans. — Chancre et divers accidents secondaires. — Traitement prolongé, mais irrégulier. — Actuellement, depuis quatre mois, syphilide mono-palmaire, consistant en *un seul élément* éruptif. Celui-ci est constitué par une traînée arciforme, décrivant environ le tiers d'une circonférence, mesurant trois à quatre centimètres de long sur quatre à cinq millimètres en largeur, dénudée d'épiderme, rosée, âpre au toucher, rappelant d'une façon absolue l'aspect du psoriasis palmaire circiné.

IV. — Mme A... Syphilis remontant à vingt ans. — Chancre et quelques accidents secondaires. — Rien autre cependant, en dépit d'un traitement initial très écourté, que plusieurs apparitions d'exanthème bipalmaire, dont la spécificité a été reconnue par plusieurs médecins et par moi. La dernière remonterait à quinze mois, dit la malade, et a disparu depuis peu. — Depuis trois mois, lésion de même ordre, siégeant sur la face antérieure d'un doigt au niveau de l'articulation de la première avec la deuxième phalange. Cette lésion est constituée par *un placard* desquamatif, d'une étendue comparable à celle d'un pruneau, à surface sèche, exfoliante, à contour bordé par une collerette d'épiderme en voie de soulèvement. Le pli cutané répondant à l'articulation est transformé en un sillon ulcéreux, véritable rhagade douloureuse. L'aspect général de la lésion est absolument celui du psoriasis digital spécifique.

Deux particularités dignes de mention achèveront l'histoire clinique de ces curieuses dermatoses.

La première est relative à leur *durée*. — De nature, ce sont des éruptions stables, tenaces, chroniques. Une fois constituées, elles restent ce qu'elles sont pour un temps toujours long (alors, bien entendu, qu'elles sont abandonnées à leur évolution propre, sans intervention thérapeutique), et cela sans tendance à s'étendre, à se compliquer, non plus qu'à se restreindre et s'effacer. Elles semblent *immobilisées en l'état*, « cristallisées sur place », comme disait un de mes clients.

Elles peuvent subsister ainsi, non pas seulement des mois, mais des années, grâce surtout à ce fait que, complètement indolentes, elles n'inquiètent pas les malades qui, souvent, alors, ne font rien ou presque rien pour s'en délivrer, espérant toujours que « cela passera tout seul ». Au dire de plusieurs de mes clients (à qui je laisse la responsabilité de chiffres que je n'ai pas le moyen de contrôler), des syphilides de cet ordre duraient, alors que je les ai vues pour la première fois, depuis des laps de temps plus ou moins considérables, énormes même, à savoir :

Pour 5 cas depuis.....................................	2 ans.
13 —	3 —
5 —	4 —
1 —	5 —
1 —	6 —
1 —	8 —
1 —	10 —

Enfin, ce qui n'est pas moins étonnant, c'est la **faculté de récidive** de ces éruptions.

Après avoir disparu, soit spontanément, soit sous l'influence de la médication spécifique, elles offrent une singulière tendance à rentrer en scène quelques mois ou quelques années plus tard, et généralement, alors, aux mêmes sièges comme aussi sous la même forme. Disparues de nouveau, elles peuvent de nouveau faire invasion, et ainsi de suite pour trois, quatre ou cinq fois, comme en voici un exemple :

Un de mes clients a contracté la syphilis il y a une trentaine d'années. Au début, il en a éprouvé quelques accidents assez légers, qui ont cédé rapidement à un traitement mercuriel et ioduré. — Depuis lors, à la neuvième et à la quinzième année de l'infection, il a été affecté vers la paume de la main de *trois poussées* éruptives, qui ont été vues par nos deux collègues, MM. Simonet et Mauriac, traitées par eux et qualifiées par eux du nom de *psoriasis syphilitique palmaire*.

Un an après la dernière de ces poussées (donc à la seizième année de la maladie), il a été amené chez moi par une nouvelle *récidive* de l'éruption, et j'ai constaté alors une syphilide bi-palmaire circinée aussi typique que possible et de modalité absolument secondaire. En quelques semaines l'éruption disparut sous l'influence d'une médication mercurielle.

Dix ans alors se passèrent sans accidents. — Puis, voici qu'*à la vingt-septième année* de la maladie il se refit une *invasion nouvelle de l'exanthème*, et cela toujours au même siège, et toujours sous la même forme exactement.

Ainsi donc, *cinq poussées* bien distinctes de syphilides palmaires de la neuvième à la vingt-septième année de l'infection.

Ces récidives, vous disais-je à l'instant, sont fréquentes. Jugez-en par le chiffre suivant : Sur les 346 cas que j'ai observés et que j'analyse pour cet exposé, je n'en trouve pas moins de 76 où l'éruption était en état de récidive quand je l'ai constatée pour la première fois.

Enfin, à quelles époques s'observent ces récidives ? La statistique suivante satisfera à ce point.

Récidives observées :

		Cas.
Au cours de la 4e année	....	3
— 5e —	....	9
— 6e —	....	5
— 7e —	....	10
— 8e —	....	8
— 9e —	....	4
— 10e —	....	4
— 11e —	....	2
— 12e —	....	5
— 13e —	....	3
— 14e —	....	4
— 15e —	....	3
— 16e —	....	4
— 17e —	....	1
— 18e —	....	2
— 19e —	....	3
— 20e —	....	1
— 27e —	....	1
		72

ROSÉOLES TARDIVES

Les syphilides de modalité roséolique ne sont pas rares au delà et même bien au delà de la période secondaire. J'en trouve 62 cas dans ma statistique. Seulement, alors qu'elles entrent en scène à terme plus ou moins tardif, elles ne se présentent plus avec l'objectivité classique qui les caractérise si nettement à échéance précoce. Elles ne ressemblent plus, — à cela près de la modalité éruptive qui reste toujours superficielle, — à la roséole des premiers jours, à celle qui inaugure la période secondaire et qui consiste (rappelons-le en quelques mots) en un exanthème disséminé, quasi généralisé (à l'exception de la face et des extrémités des membres qu'il respecte toujours), affectant surtout le thorax et l'abdomen, et composé de tachettes lenticulaires, rosées, indisciplinées comme disposition réciproque, dépourvues de configuration méthodique, etc. Elles ne se présentent, au contraire, dans les stades avancés de la maladie, que *modifiées* de type, tout à fait modifiées, circonscrites et quasi régionales, altérées comme configuration, tendant aux formes circinées, et surtout appauvries comme expansion, comme nombre d'éléments éruptifs, etc., etc.

Elles constituent alors, sans exagération, des expressions dermatologiques de syphilis tout à fait particulières, au moins pour quelques-unes de leurs variétés ; et je désire d'autant plus vous en parler avec détails qu'elles sont en général *peu connues* (au moins en dehors du petit monde des spécialistes) et que, peu connues, elles exposent aux plus regrettables erreurs.

Je le répète, il est tout à fait exceptionnel de rencontrer au delà de la période secondaire une roséole du type roséolique secondaire.

Comme règle, au contraire, les éruptions érythémateuses d'un stade avancé affectent des modalités autres, qu'on peut ranger sous deux types, à savoir :

> Celui de la *roséole de retour ;*
> Et celui de la *roséole circinée.*

I. — Dans le premier type, **roséole de retour,** on a affaire à des roséoles *modifiées,* qui se différencient de la roséole ordinaire par les quatre caractères suivants :

1° En ce qu'elles constituent des éruptions circonscrites, *régionales ;*

2° En ce qu'elles constituent des éruptions *discrètes ;*

3° En ce que leurs taches sont notablement *larges ;*

4° En ce que ces taches sont d'un *rose pâle, tendre,* et comme effacées.

Quelques détails.

D'abord, ai-je dit, ce sont des éruptions *régionales* (et non disséminées, éparpillées à la façon de la roséole vulgaire), c'est-à-dire circonscrites à quelques foyers, ou même à un seul (par exemple, à l'abdomen, au thorax, au dos, ou même à un segment de membre).

En second lieu, ce sont des éruptions particulièrement *discrètes,* se réduisant, comme règle, à un petit ou même très petit nombre de taches (une cinquantaine au plus, plus souvent une trentaine ou même une douzaine). — Plus rudimentaires parfois, elles ne dépassent pas une demi-douzaine de taches, et j'en ai vu d'encore plus appauvries. Exemple : Une dame de mes clientes a présenté cinq fois, au cours des quatrième, cinquième et sixième années d'une syphilis assez régulièrement traitée, des éruptions érythémateuses qui se limitaient à une huitaine, à une demi-douzaine de tachettes rosées, faisant invariablement élection de siège sur le thorax et les épaules.

En troisième lieu, les taches qui les composent sont communément *plus larges* que celles de la roséole vulgaire, à savoir larges comme une amande, comme une datte, comme une pièce d'un, de deux, voire de cinq francs.

Enfin, elles sont *moins roses* que celles de cette même roséole, plus pâles, d'un ton plus tendre. Si bien que, d'une part, atténuées de couleur au point d'être presque effacées, et, d'autre part, dépourvues de contours limités, précis, elles peuvent presque se dérober. On a vraiment peine à les distinguer quelquefois, et il faut un examen attentif pour les reconnaître.

II. — Beaucoup plus commun, le second type est celui des **roséoles circinées.**

Celles-ci sont constituées par des taches rosées, plates ou très légèrement saillantes, dont l'attribut spécial est une modalité de configuration, à savoir la configuration *circinée*.

Ces taches figurent ou des cercles complets, dont toute l'aire est rosée ; — ou, plus fréquemment, des circonférences, des anneaux, des ovales teintés d'érythème, mais à centre sain ; — ou, plus souvent encore, des demi-anneaux, et surtout des *arcs de cercle* en forme de C, de croissant, de demi-lune, etc. ; — ou bien encore (mais exceptionnellement) des segments de circonférence réunis bout à bout, en forme d'arceaux conjugués, etc., etc.

Les variétés annulaire, semi-annulaire, ovalaire, elliptique sont les plus communes. — Les circonférences ou les arcs de cercle qu'elles décrivent sont presque toujours d'un petit rayon, qui ne dépasse guère celui d'une pièce d'un ou de deux francs, de cinq francs au maximum. Ce n'est que par exception des plus rares que des syphilides de cet ordre ont pu dessiner des circonférences mesurant 5, 6, 7 et jusqu'à 8 centimètres de diamètre, comme on en voit quelques spécimens au musée de Saint-Louis.

De toutes ces variétés, la plus caractéristique et l'une aussi des plus communes est celle qu'on désigne parfois sous le nom de **roséole ovalaire**, constituée par une ellipse mesurant environ 4 à 5 ou 6 centimètres comme grand axe sur 2 ou 3 comme petit axe, et offrant un contour brisé, c'est-à-dire interrompu çà et là par de petits intervalles de peau saine.

Toutes ces diverses formes sont assez persistantes, alors qu'elles sont abandonnées à elles-mêmes. — D'autre part, si elles cèdent assez facilement au mercure, il est d'observation qu'elles présentent une singulière tendance aux *récidives*. Elles peuvent reparaître plusieurs fois de suite en dépit du traitement et il est souvent besoin, pour en débarrasser définitivement les malades, d'une médication assez prolongée.

Ainsi que la forme précédente, cette roséole circinée peut être très remarquable par la réduction comme nombre de ses éléments éruptifs et dégénérer alors en une véritable *forme fruste*, origine fréquente d'erreurs diagnostiques. On a vu, en effet, ses éléments descendre au nombre de quatre, de trois, de deux, et même d'un seul (!). Exemples :

Sur l'un de mes clients, une roséole circinée, évoluant au cours de la cinquième année de l'infection, était composée très exactement par *trois* segments arciformes d'ovales mesurant environ 5 à 6 centimètres comme grand diamètre.

Je n'ai pas dans mes notes de ville moins de huit observations dans lesquelles des syphilides de cet ordre se sont réduites à un élément **unique** (cercle, demi-cercle, ovale, segment arciforme), à savoir :

I. — Syphilis datant de quatre ans. — Grand anneau érythémateux sur une fesse, en coïncidence avec syphilide palmaire et syphilide linguale.

II. — Syphilis datant de quatre ans. — *Une* seule tache roséolique circinée, siégeant sur le thorax.

III. — Syphilis datant de quatre ans. — *Une* seule tache rosée, circinée, à la cuisse.

IV. — Syphilis datant de quatre ans. — *Un* anneau érythémateux, parfaitement circulaire, siégeant sur la face dorsale du pied. — Plaques muqueuses buccales.

V. — Syphilis datant de quatre ans. — *Une* tache annulaire siégeant sur le dos du poignet.

VI. — Syphilis datant de six ans. — *Un* cercle incomplet de syphilide érythémateuse affectant l'avant-bras.

VII. — Syphilis datant de sept ans. — *Une* tache érythémateuse, régulièrement annulaire, siégeant sur un doigt.

VIII. — Syphilis datant de huit ans. — *Un* cercle érythémateux, simplement érythémateux, siégeant à la face plantaire d'un pied.

A noter, — détail complémentaire qui ne laisse pas d'avoir son intérêt, — que, de ces huit cas, six concernaient des *femmes*. Cette modalité éruptive paraît, en effet, notablement plus commune dans le sexe féminin.

ROSÉOLE RÉCIDIVANTE

Toutes les roséoles dont il vient d'être question sont sujettes à *récidives* et à récidives bien accentuées, bien indépendantes les unes des autres. Mais, très positivement, il en est une pour laquelle la récidive devient un caractère si prédominant, si particulier, si *extraordinaire*, qu'on est forcé de la décrire à part, en la spécifiant dans sa forme par cette qualité même, sous le nom de **Roséole récidivante**, *roséole à multiples récidives*.

D'abord, quelque bizarre qu'il puisse paraître, le fait est de rigoureuse authenticité. Incontestablement on a vu des éruptions de roséole se produire et se reproduire sur le même malade jusqu'à *trois, quatre, cinq, six, huit, dix* et *onze* fois ! Exemple : Un de mes clients, affecté de syphilis en 1893, a présenté depuis lors *dix* éruptions érythémateuses, lesquelles ont été diagnostiquées « roséoles syphilitiques » non pas seulement par moi, mais par plusieurs de mes collègues auxquels j'ai adressé *à dessein* ce curieux malade pour requérir leur avis, notamment par un dermatologiste expert entre tous, mon cher et éminent collègue le Dr Besnier (1).

Les faits de ce genre ne s'observent guère que dans la *clientèle de ville*. Ils ne se présentent pas ou ne se présentent que rarement dans la pratique nosocomiale, et cela pour deux raisons : parce que, d'abord, il est exceptionnel à l'hôpital qu'on suive des malades pendant une longue série d'années ; et parce que, d'autre part, il s'agit en l'espèce de symptômes pour lesquels les malades ne viennent guère consulter à l'hôpital. Un ouvrier, un employé, qui a besoin de son labeur pour gagner son pain quotidien, ne perdra pas une demi-journée pour venir à nos cliniques nous montrer quelques

(1) J'ai relaté une série d'observations de ce genre dans un mémoire spécial (*Roséoles syphilitiques à récidives multiples*, in *Ann. de dermat. et de syphil.*, octobre 1896).

taches cutanées qui ne lui font aucun mal, qui ne sont pas de nature à l'inquiéter et que, d'ailleurs, il aura à peine remarquées le plus souvent. Tandis qu'un homme du monde, qui a son temps libre, qui a soin de sa personne, qui ne recule pas devant le prix d'une consultation, ne manquera guère d'accourir chez son médecin à propos de « rougeurs » qui l'inquiètent et au sujet desquelles il tient à être renseigné.

A divers égards, ces roséoles à récidives singulièrement multiples sont bien faites pour créer de réelles préoccupations aux malades, aux gens du monde et aux femmes spécialement. Elles méritent donc d'être connues du praticien et quelques détails à leur propos ne seront certes pas superflus.

Leurs récidives s'observent surtout en période secondaire. Néanmoins elles ne laissent pas de se présenter plus tard, et beaucoup plus tard, à l'observation. Ainsi j'en trouve dans mes notes :

Au cours de la 4e année	11	cas.
— 5e —	6	—
— 6e —	4	—
— 7e —	1	—
— 10e —	1	—
— 11e —	1	—

Et l'on voit qu'à ce titre ces roséoles récidivantes rentrent dans notre sujet.

Le nombre de récidives qu'elles peuvent présenter est variable. On en compte le plus souvent de 2 à 5 (y compris celles qui se produisent en période secondaire) ; mais on en a observé davantage, à savoir 6, 7, 8, 10 et (pour un cas) jusqu'à 11.

Étiologie. — Une condition étiologique de ces curieux exanthèmes à récidives, condition expressément relevée par moi d'une façon constante, consiste dans l'antécédent d'un traitement plus ou moins correct, plus ou moins prolongé. En d'autres termes, ces exanthèmes sont, pour ainsi dire, *l'apanage presque exclusif de sujets qui se sont traités*, parfois même de sujets qui se sont soumis à une médication régulière et prolongée.

Et, en effet, sans exception aucune, toutes les observations que j'ai recueillies en l'espèce (et j'en ai recueilli beaucoup, très intrigué que j'étais par la singularité du sujet) sont relatives à des malades qui se sont toujours traités, et tous (à une exception près) traités par le mercure ; — la plupart aussi à des malades ayant suivi un traitement sérieux, ou, pour le moins, moyen; — quelques-unes même à des malades ayant subi un traitement de longue haleine, pendant plusieurs années.

Avec quelque raison, donc, on a pu dire de ces exanthèmes que c'étaient là « des roséoles modifiées par le mercure ». Non pas, à coup sûr, que ce soit le mercure qu'il faille rendre responsable de ces roséoles et de leurs récidives ; mais c'est lui, suivant toute vraisemblance qui, en mitigeant la syphilis, la contient dans des modalités *atténuées* et ne lui permet de se traduire, dans ses poussées successives, que par les plus légères de ses déterminations cutanées. J'imagine qu'une syphilis non traitée, conservant un haut degré de virulence, se tient en quelque sorte au-dessus d'accidents de semblable bénignité.

A cela près, nous ne savons rien de l'étiologie de ces roséoles à répétitions. Quelles prédispositions, quelles conditions morbides réalisent ces syphilis singulières qui, bien que traitées, récidivent avec insistance et cela toujours avec la même note, toujours sous la même modalité morbide, modalité en désharmonie avec leur âge ? Nous l'ignorons absolument.

En tout cas, la *récidivité* est tellement dans l'esprit de cet ordre d'exanthèmes qu'une récidive une fois produite est un présage presque certain d'une autre récidive à terme peu distant. *Une roséole de retour ne tarde guère à être suivie d'une roséole de retour*, telle est la règle. A ce point que l'éducation des malades est bientôt faite sur ce point. Ainsi, maintes fois j'ai entendu tel ou tel de mes clients me dire : « C'est toujours la même chose, docteur ; vous allez me guérir de ma nouvelle roséole, mais vous verrez qu'il m'en reviendra une autre d'ici peu. » Et, le plus souvent, l'événement venait à point nommé confirmer cette prévision.

Caractères cliniques. — Ces roséoles récidivantes conservent, dans celles de leurs manifestations qui se font à long terme (par exemple, de la cinquième à la dixième année), les caractères cliniques qu'elles affectent dans la période secondaire. C'est dire qu'elles présentent au plus haut degré la triade de caractères que je signalais précédemment comme distinctive des « roséoles de retour » en général. Ce sont donc des roséoles *triplement atténuées*, à savoir : *comme étendue de territoire éruptif, comme nombre d'éléments éruptifs* et *comme intensité de coloration*. Ce sont, en autres termes :

Des roséoles cantonnées sur quelques points ;

Des roséoles appauvries, « raréfiées » ;

Des roséoles ne s'accusant que par une teinte rosée des plus tendres.

Quelques détails :

Par une série de décroissances successives, elles aboutissent à se réduire à un très petit nombre de taches (par exemple, une vingtaine, une quinzaine, une douzaine, une demi-douzaine), voire parfois à quatre, à trois, et même à une seule ! Sur une de mes malades qui fut affectée de sept poussées de roséole, la dernière ne consista qu'en *un seul* anneau érythémateux occupant la face antéro-latérale de la cuisse (1).

(1) Voici le résumé de cette curieuse observation :

Syphilis. — Sept poussées de syphilide érythémateuse au cours des cinq premières années de la maladie. — Syphilide annulaire constituée par un anneau unique.

Mme H..., 34 ans. Bonne santé habituelle. Tempérament nerveux.

Syphilis reçue de son mari en mars 1890. — En avril, *roséole*, avec violentes douleurs névralgiformes dans la tête et les mâchoires. — Traitement par pilules de protoiodure, ferrugineux, quinquina.

En juillet, syphilides amygdaliennes.

En novembre, *seconde roséole*. Celle-ci est extrêmement discrète et ne consiste qu'en une vingtaine de taches environ, disséminées sur le thorax et l'abdomen. — Reprise du traitement.

Juin 1891. *Troisième roséole*, extrêmement discrète, peut-être même plus discrète que la seconde. — Reprise du traitement, qui n'est suivi que trois semaines. — Disparition des taches « en quelques jours ».

Juillet. *Quatrième roséole*, ne consistant qu'en une douzaine de taches érythémateuses. — Syphilides labiales. — Reprise du traitement, qui n'est suivi que très irrégulièrement, en raison de phénomènes de dyspepsie et de diarrhée.

Octobre. *Cinquième roséole*, toujours extrêmement discrète, comme les précédentes, et disparaissant de même par l'usage de quelques pilules.

Avril 1892. *Sixième roséole*. Celle-ci affecte la forme circinée et consiste en une dizaine de taches annulaires ou ovalaires, érythémateuses, d'un rose très tendre, non squameuses. Plus effrayée de cette éruption que des précédentes, la malade prend la résolution « de se traiter enfin d'une façon régulière ». Je lui prescris des frictions mercurielles. Huit de ces frictions suffisent à dissiper l'éruption, après quoi le traitement est délaissé.

En juillet, *une* tache palmaire, très certainement spécifique. — Traitement à Uriage ; 25 frictions mercurielles.

A la suite de ce traitement, nul accident pendant dix-huit mois.

En décembre 1893, douleurs osseuses, notamment à l'humérus gauche. — Iodure de potassium.

En juillet 1894, *syphilide annulaire*, constituée par un anneau *unique*, mais absolument typique et irrécusable. Cet anneau siège à la cuisse. Il est très régulièrement circulaire, érythémateux et exclusivement érythémateux, sans mélange d'éléments squameux, sans infiltration sous-jacente. — Frictions mercurielles. — Disparition de l'éruption après une semaine de traitement.

En avril, reprise des frictions. — Néanmoins, en mai, nouvelle invasion de douleurs osseuses, que soulage et dissipe l'iodure de potassium à bref délai.

Nulle autre manifestation jusqu'à ce jour.

Ces taches se rencontrent le plus souvent sur les parties latérales du thorax ; — moins souvent sur les flancs ou les fesses ; — plus rarement sur les membres.

Elles ne sont autres, au point de vue dermatologique, que des éléments érythémateux, identiques à ceux de la roséole ordinaire, mais souvent plus larges et présentant en général l'étendue de l'ongle ou d'une amande. — A noter que, très fréquemment, elles affectent le type ovalaire, sous forme de cet *ovale brisé* que j'ai décrit dans ce qui précède.

En outre, elles sont certainement d'un *rose moins intense* que la roséole ordinaire. Souvent même elles n'ont qu'une tonalité pâle, d'un rose des plus tendres. A ce point qu'en raison de cette atténuation de teinte on ne les voit pas toujours du premier coup d'œil et que parfois même (rarement, il est vrai) besoin est de les chercher pour les trouver, en s'aidant d'une incidence favorable de lumière.

J'ajouterai que leur contour est généralement mal déterminé et semble se fondre insensiblement dans les téguments voisins.

Or, atténués de la sorte dans l'ensemble de leurs caractères, ces érythèmes de récidive deviennent littéralement *méconnaissables ;* et vraiment on n'oserait les prendre pour des roséoles, si l'on n'avait entre eux et le type usuel toute une série de degrés intermédiaires servant de transition.

Évolution, durée. — A l'instar de tous les accidents de forme secondaire, les roséoles récidivantes sont spontanément résolutives. — En revanche, elles paraissent n'être qu'assez lentement résolutives. J'en ai observé plusieurs, en effet, qui, au dire des malades, dataient déjà « de quelques semaines, de deux mois et plus ».

En général, elles cèdent rapidement à la médication spécifique ; celles de forme circinée, cependant, sont parfois quelque peu résistantes. En douze à quinze jours, au plus, le mercure en a raison, souvent même plus tôt encore (en dix jours, en huit jours). Sur l'un de mes clients, qui avait le droit de se dire « expert » en la matière, les multiples roséoles de retour qu'il avait subies s'étaient toujours dissipées « en quatre à cinq jours » sous l'influence des pilules de protoiodure.

Pronostic. — Par elles-mêmes ces roséoles récidivantes ne constituent, cela va sans dire, que des symptômes indifférents. Mais elles comportent un pronostic fâcheux d'un ordre particulier, résultant de leur *effet moral*. Ce sont, en effet, des accidents qui, en raison même de leurs récidives multiples, impatientent, inquiètent, découragent, voire *désespèrent* certains malades, et cela parce qu'ils constituent à leurs yeux un témoignage d'infection permanente, non curable, réfractaire au traitement, destinée à « s'éterniser ». Nombre de fois j'ai entendu certains de mes clients éprouvés de la sorte m'exprimer leurs doléances et leur chagrin à ce propos: « Vous voyez bien, docteur, me disaient-ils, que nous n'en finirons jamais avec cette maudite syphilis. J'ai beau faire tout ce que vous prescrivez, j'ai beau me gorger de mercure, c'est toujours à recommencer. Me voici encore avec une nouvelle roséole, laquelle me prouve bien que je ne suis pas plus avancé dans ma guérison qu'au début de ma maladie, il y a quatre, cinq ou six ans. C'est à perdre courage, et je suis navré. »

Cependant ces inquiétudes et ces désespérances n'ont rien de légitime. D'une part, en effet, on vient toujours à bout de tels symptômes avec le traitement. Et, d'autre part, les manifestations de cet ordre ne comportent de pronostic fâcheux ni pour le présent ni pour l'avenir.

Pour le présent, l'évidence est patente. Car, presque invariablement, ces roséoles de retour servent d'expression à des syphilis *actuellement* bénignes, et souvent même leur servent d'expression unique au cours de plusieurs années.

Et, quant à l'avenir, rien ne démontre qu'elles constituent un présage défavorable. On ne les a pas signalées particulièrement, que je sache, dans les antécédents de syphilis à tertiarisme grave, et, pour ma part, je ne trouve que deux cas dans mes notes où elles aient été suivies de manifestations tertiaires (exostose dans un cas, et gomme pulmonaire dans l'autre). Je serais donc enclin à les considérer comme d'un pronostic plutôt *favorable* pour l'avenir ; ce dont je fais honneur, non pas à elles-mêmes, bien entendu, mais au long traitement motivé par la multiplicité même de leurs récidives.

Traitement. — Le traitement de ces roséoles à retours n'est autre que celui de tous les accidents spécifiques particulièrement rebelles et sujets à rechutes. C'est dire qu'il doit être *préventif* pour aboutir à devenir curatif. La méthode dite *opportuniste* (qui consiste, comme on le sait, à traiter les malades lorsqu'ils sont en cours d'accidents, pour ne plus rien leur faire dès qu'ils n'ont plus rien) trouve en l'espèce sa condamnation la plus flagrante. Car, de par expérience, elle n'a pour résultat que de laisser ces roséoles multiplier leurs récidives. La méthode *préventive*, au contraire, se présente ici avec bien d'autres garanties de succès, et c'est à elle seule, au nom de l'empirisme, qu'il convient de recourir. Comme toujours elle consistera en ceci : une série de cures intermittentes, séparées par des entr'actes de plus en plus longs.

On ne se bornera donc pas à prescrire la médication spécifique au cours même des récidives. On la prescrira aussi *après* la disparition des accidents, et cela pour un temps toujours assez long, et cela *quand même*, j'entends en l'absence même de tout retour de l'exanthème roséolique.

J'estime qu'une série de cures spécifiques, échelonnées avec intermittences au cours des deux ou trois années consécutives à la dernière invasion de l'exanthème, n'a rien d'exagéré pour couper court définitivement à la récidivité singulière des accidents en question, non moins d'ailleurs que pour sauvegarder à d'autres titres l'avenir du malade.

C'est le *mercure* qui constitue en l'espèce le remède de choix, l'iodure n'exerçant sur les formes secondaires qu'une influence médiocre, incomparablement inférieure. — On le donnera à doses moyennes, lesquelles sont généralement suffisantes. Je me suis vu forcé cependant en quelques cas d'intervenir par des doses énergiques, presque intensives, pour en finir avec des roséoles obstinément récidivantes.

Peu importe, je crois, la modalité d'administration du remède. On réussit avec toute méthode (méthode par ingestion, frictions, injections), pour peu qu'on l'emploie avec persévérance. L'essentiel, c'est la *longue durée* d'un traitement méthodique et intermittent.

ÉRYTHÈME TERTIAIRE

Je ne me lasserai pas de le répéter, il est extraordinaire, ou tout au moins il est en désaccord avec les idées en cours que la syphilis se traduise à son étape tertiaire par un ordre de manifestations cutanées à la fois superficielles et simplement érythémateuses, lesquelles, croit-on, constituent l'apanage exclusif des périodes jeunes de la diathèse. Je confesse que, pour ma part, j'ai longtemps préjugé impossible une telle infraction aux faits d'observation usuelle et tenu en doute ce que je vais décrire aujourd'hui comme certain. Mes yeux ne se sont que trop tardivement ouverts à la vérité.

Or, de par un gros stock d'observations, il m'est actuellement démontré que la syphilis tertiaire est susceptible de se traduire, même à des étapes avancées de son évolution, c'est-à-dire cinq ans, dix ans, quinze ans au delà du chancre, par des manifestations cutanées ressortissant au *type érythémateux*.

De là le nom d'**érythème tertiaire**, que j'ai donné aux manifestations de cet ordre, nom préférable, je crois, à celui de « roséole tertiaire » qui leur a été quelquefois assigné et qui a le tort, me semble-t-il, d'impliquer une identité de nature ou tout au moins d'objectivité inexacte entre cet exanthème et la véritable roséole secondaire.

Cet érythème tertiaire est encore peu connu, peu accepté. Malgré mes efforts et en dépit d'un excellent travail d'un de mes élèves sur la question (1), il n'a pas encore fait sa trouée, si je puis ainsi dire, dans le grand public médical, et je crois nécessaire en conséquence de lui consacrer ici une étude quelque peu étendue.

CARACTÉRISTIQUE OBJECTIVE. — L'éruption, je le répète, est de type érythémateux, c'est-à-dire est constituée par une simple

(1) Dʳ Brauman. *De l'érythème circiné de la syphilis*, Thèse de Paris, 1891.

Syphilis secondaire.   5

rougeur tégumentaire tout à fait superficielle ; — rougeur en nappe ; — sans infiltration ; — non squameuse ; — et enfin, exempte de tout prurit.

Les taches tégumentaires qui la constituent sont de couleur *rose* ; — en général, d'un rose franc ; — quelquefois d'un rose assez vif ; — plus habituellement d'un rose pâle, éteint et comme fané. — Parfois même cette teinte est si peu apparente qu'il est besoin pour la percevoir soit d'une certaine incidence de lumière, soit de quelques minutes d'exposition de la peau au froid extérieur. — En tout cas elle n'offre jamais (contrairement à ce que l'on a dit) de tonalité cuivrée.

Alors seulement qu'elle date d'un certain temps (quelques semaines, par exemple, ou *a fortiori* deux ou trois mois), l'éruption vire à une coloration d'un rose légèrement mêlé de jaune. — C'est alors aussi que, par exception rare, elle semble présenter çà et là une minuscule furfuration à peine appréciable, laquelle même, le plus souvent, n'est qu'une fausse apparence, due à un fin plissement de l'épiderme.

Elle ne donne jamais au toucher l'impression de la moindre rénitence, du moindre épaississement dermique.

Enfin, à aucune période de son évolution, elle ne s'accuse par le plus léger phénomène subjectif, tel que chaleur, cuisson, prurit. Aussi bien reste-t-elle ignorée des malades, qui ne s'en aperçoivent jamais que par le fait d'un hasard. Souvent même, alors qu'elle siège sur des points qui échappent à l'examen du malade, elle n'est découverte que par le médecin.

Donc, éruption notablement superficielle et purement érythémateuse, voilà ce qu'est le type en question.

En cela, à coup sûr, il se rapproche de la roséole secondaire. Mais voici, d'autre part, ce en quoi il s'en écarte et s'en différencie absolument :

1° D'abord, **circonscription éruptive**. — L'érythème tertiaire n'est jamais qu'une éruption circonscrite, localisée, *cantonnée*, c'est-à-dire n'intéressant qu'un ou quelques départements tégumentaires ; — tandis que la roséole secondaire est un exanthème profus, disséminé, éparpillé, voire parfois quasi généralisé (à l'exception de la face et des extrémités). — En tout cas, il est toujours discret et surtout très discret relativement à la véritable roséole.

A ce premier point de vue, donc, nulle analogie, nulle assimilation possible entre deux types éruptifs de topographie aussi différente.

2° En second lieu, **dimensions des éléments éruptifs.** — L'érythème tertiaire est constitué par un *petit* nombre de *larges* taches rosées ; — tandis que la roséole secondaire est formée d'un semis surabondant de tachettes de petites dimensions.

3° Troisième particularité distinctive : **Configuration éruptive disciplinée, méthodique.** — A l'inverse de la roséole secondaire, dont les éléments sont indécis de forme, presque amorphes, et, d'autre part, distribués sans ordre les uns par rapport aux autres, les taches de l'érythème tertiaire sont toujours astreintes à une configuration méthodique, comme aussi quelquefois réunies en groupes.

Ainsi, presque invariablement, elles reproduisent tel ou tel type de la modalité **circinée.** C'est-à-dire : ou bien elles sont constituées par des disques rosés soit orbiculaires, soit plus souvent ovalaires, du diamètre d'une pièce de 2 francs, d'une datte, d'un pruneau ; — ou bien, ce qui est de beaucoup le cas le plus fréquent, elles se présentent sous les formes dites *annulaires, semi-annulaires, en anneau brisé, en segment d'anneau, en festons arciformes conjugués.* Somme toute, ce sont le plus souvent des rubans roses ondulés, à sinuosités diversement curvilignes et à centre sain.

Les dimensions de ces ovales ou de ces anneaux sont d'ailleurs variables. Généralement leur diamètre ou leur grand axe n'excède pas 3 à 4,5 ou 6 centimètres. Mais il en est de beaucoup plus amples. On a vu des ovales dont le grand axe atteignait 8, 10, 12, 15 centimètres. Exemples : Sur une de mes malades, un ovale rubané à centre sain mesurait 10 centimètres dans l'un de ses axes et 14 dans l'autre. — Sur une autre, un ovale semblable, horizontalement situé au niveau de la région sacrée et véritablement *géant*, dépassait 15 centimètres en largeur sur 8 en hauteur. — A noter que ces grands éléments éruptifs coexistent fréquemment avec d'autres bien plus petits. Ainsi, sur la dernière malade dont je viens de parler, deux anneaux juxtaposés en 8 de chiffre au voisinage du grand ovale sus-décrit ne dépassaient pas les proportions d'une pièce de 5 francs en argent.

Particularité curieuse, qui demande du reste à être confirmée par de nouvelles observations : il semble ressortir d'un certain nombre de cas que les dimensions des éléments éruptifs de l'érythème tertiaire sont en proportion directe avec l'âge de la syphilis et la circonscription de l'éruption ; c'est-à-dire que les grands anneaux ou les grands ovales s'observeraient surtout dans les vieilles syphilis et dans les cas où l'éruption est le plus limitée.

Tels sont les éléments qui composent l'éruption.

Quant à l'ensemble éruptif, il est constitué par un certain nombre des éléments que je viens de décrire. Presque invariablement il est *discret* et se réduit à 2, 3, 4, 6 de ces éléments. — Plus rarement, il en comporte un plus grand nombre, disposés alors d'une façon symétrique, par exemple sur les bras et les avant-bras. — Exceptionnellement, enfin, on a vu l'érythème tertiaire se réduire à un élément unique. Ainsi, l'une de mes malades, comme symptôme d'une syphilis remontant à cinq ans, présentait sur l'une des cuisses *un* et rien qu'un anneau érythémateux d'un rose éteint et d'un diamètre d'environ 4 centimètres (Observ. IX de la thèse de Brauman).

Comme localisation enfin, l'érythème tertiaire affecte le plus souvent le tronc, surtout au niveau des flancs ; puis, par ordre de fréquence décroissante, les cuisses, les lombes, les fesses, les avant-bras et les bras. — Jamais je ne l'ai observé à la face non plus qu'aux extrémités des membres.

ÉVOLUTION. — DURÉE. — L'évolution est éminemment lente, torpide, chronique.

Une fois constitué, l'érythème tertiaire reste en l'état, comme immobilisé, sans tendance à se modifier en aucun sens.

A noter encore (détail négatif curieux) que ses placards éruptifs, orbiculaires, ovalaires, arciformes, etc., ne subissent pas la progression centrifuge qui est si habituelle aux syphilides tertiaires ; ils restent ce qu'ils étaient initialement et cela pour toute la durée de l'éruption.

Enfin, l'effacement de l'éruption se produit graduellement par décoloration progressive, et se continue jusqu'à disparition intégrale sans laisser de traces.

Quel temps demande-t-il pour s'accomplir ? Question difficile à préciser, cela pour des raisons diverses et notamment parce que le début de l'éruption passe le plus souvent inaperçu. En tout cas, la durée de cet exanthème est éminemment longue, alors que le traitement n'intervient pas. Dans quelques cas, bien certainement, elle n'a pas été inférieure à trois mois, six mois, voire un an. Il est probable même qu'elle peut excéder ce terme. Ainsi deux de mes malades m'ont déclaré porter cette éruption l'un « depuis dix-huit mois » et l'autre « depuis plus de deux ans » (?).

RÉCIDIVES. — Un autre fait digne d'attention est la tendance de l'érythème tertiaire aux récidives. D'une part, il se reproduit fréquemment après disparition complète, et, d'autre part, on l'a vu se reproduire à plusieurs reprises, à savoir deux et trois fois, comme j'en ai observé quelques exemples.

ÉCHÉANCES D'INVASION. — L'érythème tertiaire a des échéances d'invasion des plus variées. On en jugera par la petite statistique suivante.

Sur 29 cas je l'ai vu entrer en scène :

Au cours de la 3e année......................	6 fois.
— 4e —	1 —
— 5e —	3 —
— 6e —	6 —
— 7e —	3 —
— 8e —	4 —
— 11e —	2 —
— 13e —	2 —
— 14e —	1 —
— 18e —	1 —
Total..............	29 cas.

Ainsi donc, il constitue non seulement une manifestation chronologiquement tertiaire, mais une manifestation susceptible de faire invasion à des étapes tout à fait avancées du tertiarisme, ce qui, — besoin est-il de le répéter encore ? — constitue une anomalie, une infraction des plus singulières à l'ordre usuel d'évolution de la diathèse, ce qui eût été considéré autrefois, voire il y a quelques années encore, comme une *impossibilité* clinique ou, disons le mot, comme le résultat d'une erreur d'observation.

Corollaire. — Il suit de là que cet érythème, symptôme « *déclassé* » par excellence, peut ou bien succéder à des accidents véritablement tertiaires ou bien coïncider avec eux. Ainsi :

1° Dans l'une de mes observations relative à une syphilis des plus graves, *syphilis à jet continu*, qui poursuivit le malade d'incessantes poussées tertiaires jusqu'à sa mort, j'ai vu un type d'érythème tertiaire faire invasion dans la onzième année, de la diathèse, en succédant à toute une série d'accidents tertiaires des plus typiques et des plus sérieux (syphilides tuberculeuses sèches et syphilides tuberculo-ulcéreuses à récidives, gommes multiples et de divers sièges, glossites, périostoses, exostoses, etc. (1).

2° MM. les Drs Vidal et Wickham ont présenté à la Société de dermatologie le cas curieux d'un malade qui était affecté au même moment de plusieurs gommes siégeant à la verge et à la région inguinale, d'une syphilide papuleuse en corymbe, d'une syphilide ulcéreuse du poignet, et d'un érythème circiné annulaire tout à fait superficiel, disséminé sur le tronc, le bras gauche, l'aisselle gauche et la région sacrée (2).

3° Sur un de mes malades, un érythème tertiaire absolument typique coexistait avec une syphilide tuberculeuse de la jambe et une syphilide gommeuse ulcérée de la verge.

Mais cette coexistence de l'érythème tertiaire avec d'autres déterminations tertiaires n'est qu'un fait rare, presque exceptionnel, du moins à en juger par les observations dont nous disposons actuellement. Presque toujours, au contraire, il se présente *isolément*, comme manifestation unique de la diathèse à un moment donné.

Pronostic. — Accident superficiel et bénin, exempt de tout trouble fonctionnel, l'érythème tertiaire ne comporte par lui-

---

(1) On trouvera cette observation relatée très sommairement dans le premier volume de mon *Traité de la syphilis*, page 841.

Quant à l'érythème qui survint chez ce malade, il succéda de très près à une nouvelle invasion d'exostoses tibiales et consista en ceci :

« Sur le bras gauche et au niveau de l'aisselle, sept plaques rosées, annulaires, tout à fait superficielles, à surface plutôt chagrinée et plissée que furfuracée. Ces plaques sont situées au voisinage les unes des autres. Elles offrent environ, pour chacune, le diamètre d'une pièce de 2 francs.

« Un placard ovalaire peu étendu, du diamètre d'un œuf de poule dans son grand axe, occupe la partie inférieure du même bras. Il offre un ensemble de caractères analogues à ceux des plaques sus-décrites, à cela près que son centre est un peu coloré.

« Au dos et au côté droit, 4 cercles rosés, de dimensions variant entre celle d'une pièce de 5 francs et celle de la paume de la main. Configuration annulaire ; caractère absolument superficiel et roséolique de l'éruption.

« Traitement mixte : 4 pilules de Dupuytren et 4 grammes d'iodure de potassium par jour. — L'éruption se fane, devient jaunâtre, et disparaît en un mois environ. »

(2) Voy. la reproduction de cet érythème sur un moulage déposé au Musée de l'hôpital Saint-Louis, Coll. gén., pièce n° 1425.

même aucune gravité. Tout au plus est-il importun quelquefois par sa longue durée, par sa résistance au traitement et surtout par ses récidives.

Mais il témoigne d'une syphilis persistante et, de plus, d'une syphilis en éveil, en action. A ce titre et en dépit de sa bénignité comme symptôme, il constitue, comme on l'a dit, « une menace au même titre qu'un accident tertiaire », et implique comme conséquence « un rappel au traitement ».

TRAITEMENT. — Un double fait dérive de l'expérience clinique : c'est, d'une part, que l'érythème tertiaire obéit souvent au traitement spécifique à la façon de tout symptôme spécifique, et, d'autre part, qu'il lui résiste parfois assez opiniâtrément, jusqu'à exiger pour disparaître une médication presque intensive et prolongée. J'aurais même à citer quelques cas où l'action de ce traitement a été assez débile et assez lente pour qu'après guérison on ait pu se demander si la guérison de l'exanthème n'était pas plutôt un effet du temps qu'un résultat thérapeutique. Ce sont des cas de ce genre, — soit dit incidemment, — qui ont permis de supposer à l'affection une nature *parasyphilitique* plutôt que syphilitique vraie.

Quelle interprétation donner à ces faits contradictoires ? Je me garderai pour l'instant d'en produire aucune, et pour cause. C'est là une des nombreuses obscurités d'un sujet jeune encore et inconplètement exploré.

DIAGNOSTIC. — On a dit : « L'érythème tertiaire n'est qu'une dermatose quelconque méconnue et indûment imputée à la syphilis. » Voyons donc quelles dermatoses pourraient égarer ainsi le dagnostic. J'en trouve cinq à mettre en cause, mais pas plus, ne voulant vraiment pas faire entrer en ligne de compte des affections telles que l'eczéma, l'eczéma nummulaire, la lèpre maculeuse, les roséoles médicamenteuses, etc., qui ne sauraien en imposer qu'à des novices en dermatologie.

Ces cinq dermatoses sont : la *trichophytie cutanée* (*herpès maculosus tonsurans*) ; — le *pityriasis versicolor*, dans sa variété rose, encore peu connue ; — l'*érythème polymorphe ;* — la *roséole squameuse*, dte autrefois pityriasis rosé ou pityriasis rosé de Gibert ; — et l'*eczéma séborrhéique.*

Or, 1° et 2° : pour les deux premières, le microscope a verdict souverain. Il révèle, dans l'une, le trichophyton, et, dans l'autre, le microsporon furfur. Pas de discussion possible à leur égard.

Je dirai même que, pour le pityriasis versicolor, l'excellent signe « du copeau » (décollement d'un fragment d'épiderme sous une forte pression de l'ongle) serait presque révélateur avant l'intervention du microscope.

3° L'*érythème polymorphe* ne saurait vraiment prêter à confusion, en dépit des formes circinées (annulaire, ovalaire, arciforme, etc.) qu'il affecte quelquefois. Il se distinguera facilement de par ses localisations usuelles sur les extrémités des membres et à leur face dorsale ; — de par sa rougeur vivement congestive, presque vineuse parfois, et s'effaçant tout aussitôt pour un instant sous la pression du doigt ; — de par les phénomènes généraux qui l'accompagnent souvent ; — et surtout de par son évolution aiguë, hâtive, presque éphémère, en opposition avec la chronicité relative de l'érythème tertiaire.

4° La *roséole squameuse* pourrait en imposer plus facilement à un œil peu exercé, et cela en raison même de l'un de ses signes les plus caractéristiques, à savoir ses médaillons rosés de forme ovalaire. Mais elle a comme signes différentiels : l'abondance même de son éruption, largement disséminée sur le tronc et les deux tiers supérieurs des membres ; — son état toujours squamelleux ou farineux ; — son évolution beaucoup plus hâtive, ne dépassant guère quatre à cinq ou six semaines, etc. — Enfin, ses médaillons mêmes sont très différents des anneaux ou des ovales de l'érythème tertiaire, en ce qu'ils sont beaucoup plus petits pour la plupart ; — en ce qu'ils ont un cadre plus en relief, et surtout un cadre squamelleux ou farineux ; — en ce que leur centre est légèrement bistré, etc.

5° Enfin, l'*eczéma séborrhéique* se différencie nettement de l'érythème tertiaire par ses localisations particulières (notamment au niveau du cuir chevelu, des régions sternale et interscapulaire, des plis temporo-auriculaires ou naso-géniens, etc.) ; — par sa couleur qui est d'un rouge brun, et non pas rose ; — par son aspect à la fois gras et émaillé de points farineux ; — par son contour à relief croûtelleux ou en fine incisure, etc., etc. ; — tous caractères qui vraiment ne permettent pas confusion.

ÉTIOLOGIE. — Une remarque s'impose et je ne crains pas de la reproduire après l'avoir énoncée incidemment dans ce qui précède : c'est que toutes ces formes atténuées du tertiarisme cutané, et l'érythème tertiaire plus que toute autre, sont d'observation infiniment plus commune dans la *clientèle de ville* que dans nos hôpitaux. Cela se conçoit et s'explique par la bénignité même de ces lésions. Ce sont là, en effet, toutes manifestations dont un homme du monde a loisir de s'occuper, mais au sujet desquelles ne se dérangera pas un prolétaire pour venir perdre à nos consultations un temps qui ne lui est que trop précieux.

A un tout autre point de vue, est-il à notre connaissance quelque raison de nature à nous rendre compte des diverses formes de ces syphilides tertiaires atténuées et notamment de ce si curieux érythème tertiaire ?

Non, d'abord, en tant que raisons dérivant de l'âge, du sexe, du tempérament, de maladies antérieures ou concomitantes, etc.

Pour quelques médecins, la bénignité de ces divers types serait une conséquence des traitements antérieurs, surtout des traitements initiaux, et témoignerait d'une *atténuation* de la diathèse par les agents spécifiques. « Sur 17 de mes observations, dit Brauman, où il m'a été possible d'obtenir des renseignements précis, j'en compte 14 où le traitement avait été suivi, et dans quelques-unes même ce traitement avait été intense. »

Pour d'autres, cette bénignité ne serait qu'un fait inhérent à la qualité morbide, au génie morbide, le traitement n'y prenant aucune part.

Relativement à l'érythème tertiaire, M. Unna (de Hambourg) le considère comme une sorte d'accident **parasyphilitique**, qui « dériverait d'altérations dans les nerfs vaso-moteurs, se traduisant par des dilatations vasculaires dont l'érythème serait un effet ». Il a même proposé pour cet érythème le nom de *neuro-syphilide*, par analogie avec les manifestations semblables de la lèpre qu'il appelle neuro-léprides.

Hypothèse pour hypothèse, je préférerais croire, pour ma part, que cet érythème tertiaire n'est qu'une forme atténuée, atténuée au plus haut degré possible, de la syphilide tuberculeuse. En faveur de cette manière de voir je trouve ce double fait que parfois ledit érythème se trouve associé dans le même temps avec la véritable syphilide tuberculeuse, et même qu'on a rencontré parfois sur le même sujet et au même moment les diverses formes qui peuvent servir de transition entre cette dernière et lui. De cela j'ai observé récemment un très bel exemple qui mérite d'être cité, car il semble fait à dessein pour la démonstration dont il s'agit.

Une jeune dame m'est amenée en 1898 par son mari de qui elle tient une contagion récente (1). Je la trouve affectée d'une roséole ultra-typique, d'une éruption papuleuse vulvaire et de très violents maux de tête. Elle se traite quelques mois, puis, comme d'usage, se croit guérie et ne fait plus aucun traitement. — Cinq ans plus tard, elle revient chez moi pour une syphilide tuberculeuse sèche, disséminée sur plusieurs régions du corps et présentant des modalités objectives très différentes suivant les points, à savoir :

Sur les fesses et sur les jambes, syphilide tuberculeuse à gros ménisques, épais de plusieurs millimètres, saillants, et constitués par de fortes infiltrations cutanées;

Sur le tronc, placards simplement papuleux, beaucoup moins épais, de modalité secondaire, comparables en tout point à une éruption papuleuse des premiers temps de l'infection ;

Sur les poignets, syphilides circinées, arciformes, décrivant des segments d'ovale. A gauche, une de ces lésions présente encore la même modalité papuleuse avec légère infiltration. Mais, à droite, une lésion toute semblable comme configuration et comme teinte est positivement réduite à l'état d'une simple tache purement érythémateuse, rosée, sans saillie, sans le moindre épaississement tégumentaire, sans infiltration constatable. Cette dernière tache est et n'est bien positivement que de l'*érythème tertiaire*, en coïncidence avec une syphilide qui, sur quelques points, affecte la modalité papuleuse, mais qui, sur d'autres et pour la très grande majorité de ses éléments, est positivement *tuberculeuse* et même *fortement tuberculeuse*.

Eh bien! est-ce que ce synchronisme et, si je puis ainsi parler, cette juxtaposition de lésions n'ont pas un sens? Est-ce que là n'est pas un témoignage en faveur de l'opinion qui

(1) Par parenthèse, la syphilis du mari (que j'ai constatée et suivie) datait de douze ans lors de son mariage.

Ce monsieur racontait que, dès les premiers jours de sa noce, il s'était fait à la verge, dans les rapports avec sa femme, une large « *écorchure* » ; — que cette écorchure avait duré longtemps parce qu'il ne s'était pas abstenu de rapports (« tout au contraire »), et que « c'était là le seul accident qui ait pu contagionner sa femme ». — Depuis dix ans il n'avait plus eu aucune lésion suspecte et n'avait plus fait de traitement. — Je n'ai pas à dire que la jeune femme est de celles sur lesquelles aucun soupçon ne peut s'élever.

considérerait toutes ces lésions non seulement comme similaires entre elles d'origine et de nature, mais aussi comme ne différant les unes des autres que *du plus au moins* en tant que degré d'infiltration néoplasique.

Mais inutile de discuter davantage ces diverses hypothèses et d'autres encore que je passerai sous silence. Trop manifestement ce sont là des obscurités d'un sujet encore neuf, sur lesquelles pourra seulement jeter quelque lumière une longue observation ultérieure.

Quant à cette autre question de savoir si l'érythème tertiaire doit ou non être identifié avec les roséoles de retour et les roséoles récidivantes de la période secondaire, j'avoue qu'elle me laisse très perplexe.

Certes des raisons multiples et valables plaident en faveur de cette identité. Ainsi l'érythème tertiaire n'est, somme toute, au point de vue dermatologique, qu'une roséole et une roséole vraie, sans mélange d'autres éléments éruptifs ; — une roséole exempte de tous symptômes subjectifs, notamment de prurit ; — une roséole le plus souvent circinée, à la façon des roséoles de récidive ; — une roséole spontanément et intégralement résolutive, etc. — Entre lui et une roséole de récidive le diagnostic objectif serait impossible dans bon nombre de cas. Donc, pourquoi ne pas faire de ces deux types des variétés d'une même espèce morbide ?

D'autre part, cependant, tout n'est pas identique, comme on l'a vu par ce qui précède, entre ces deux types. D'abord, l'érythème circiné tertiaire se produit sans être relié à la roséole initiale par un chaînon de roséoles intercalaires. — Dermatologiquement, il se différencie des roséoles de récidive par deux points : 1° un nombre moindre d'éléments éruptifs, et 2° des éléments éruptifs généralement bien plus amples (cercles ou ovales mesurant 6, 8, 10, 15, 16 centimètres comme diamètre ou comme grand axe). — Il a, d'autre part, une évolution plus lente et une durée plus considérable. — Sa récidivité est moindre. — Enfin et surtout, il cède bien moins facilement au traitement spécifique ; souvent même il lui résiste avec une remarquable opiniâtreté.

Mais, à leur tour, ces dernières raisons sont-elles suffisantes pour séparer ce type éruptif des roséoles de récidive et en faire une espèce à part ? Vraiment il y a là matière à réflexion.

Pour ma part, j'incline fort à penser que ces divers érythèmes, bien que plus ou moins analogues de l'un à l'autre
dermatologiquement, bien qu'impossibles même à différencier
pour certains cas, n'en sont pas moins des actes pathologiques
différents, des modalités différentes par lesquelles se traduit
l'infection sous l'influence de causalités et de pathogénies intimes qui nous échappent. Mais, cela dit, je serais bien embar-
rassé de démontrer par des arguments valables ce qui n'est
qu'une impression ; et, en définitive, force m'est de conclure que
c'est là un problème simplement posé, sans solution actuelle.

SYPHILIDES TARDIVES DU CUIR CHEVELU
A MODALITÉ SECONDAIRE

Il n'est pas rare de rencontrer sur le cuir chevelu, au cours de la période tertiaire et même à des étapes plus ou moins avancées de cette période, des syphilides de modalité secondaire, tout à fait secondaire. De cela je trouve trente-trois cas dans mes notes; mais ce nombre est sûrement bien inférieur à la réalité des choses, les lésions en question étant de celles qui passent fort souvent inaperçues.

J'ai un bel exemple du genre à vous relater, car il est de nature à fixer vos convictions en l'espèce. C'est le cas d'un malade qui est resté longtemps sous ma direction et sur lequel j'ai eu à noter pendant neuf ans, de la *quatrième* à la *douzième année* de sa syphilis, d'incessantes récidives d'une syphilide du cuir chevelu particulièrement obstinée. A savoir :

En 1877 (quatrième année de l'infection), petit groupe de papules croûtelleuses disséminées dans les cheveux. Disparition rapide sous l'influence du traitement spécifique.

En 1878, nouvelle invasion de la même syphilide, en même temps que syphilide sèche du scrotum et du prépuce. — Reprise du traitement; guérison.

En 1879, derechef, quelques papules croûtelleuses du cuir chevelu, qui disparaissent en quelques semaines, sous l'influence d'un traitement au sirop de Gibert.

En 1880, syphilide papuleuse en couronne au niveau du menton, et, quelques semaines après, croûtes du cuir chevelu. — Reprise du traitement; disparition des accidents en un mois. — Cette fois, le traitement est continué plus longtemps; et rien ne se manifeste au cours des quatre années suivantes.

Puis, finalement, en 1885, repullulation de boutons croûteux dans le cuir chevelu, boutons constituant une syphilide indiscutable; — indiscutable d'autant qu'elle avait, pour lui servir de témoignage, une syphilide contemporaine survenue sur la face dorsale de la langue et aussi manifeste que possible.

Or, pour avoir assisté *de visu* aux cinq assauts de cette syphilide du cuir chevelu et pour en avoir noté chaque fois les particularités, je suis en mesure d'affirmer ceci, qu'elle s'est toujours présentée avec les *mêmes caractères objectifs*. — Elle était en 1885 ce que je l'avais vue en 1880, en 1879, en 1878, en 1877. La première fois que je l'ai vue, elle offrait les caractères d'une syphilide secondaire, et cela n'avait rien d'étonnant puisque le malade n'en était encore qu'à la quatrième année de son infection. Mais, lors de sa dernière poussée, toujours restée fidèle à sa physionomie d'antan, elle constituait alors, en tant que symptôme d'une syphilis vieille de douze ans, un véritable *anachronisme*, tant son allure jeune était en désharmonie avec la période morbide.

Les syphilides du cuir chevelu qui conservent de la sorte le type secondaire en pleine période tertiaire se présentent sous deux formes, à savoir : soit celle d'un semis de papules lenticulaires, très légèrement surélevées, à surface squamelleuse ou plus souvent recouverte d'une mince croûtelle brunâtre ou brune ; — soit celle de segments de circonférence, de croissants, de demi-lunes ou même d'anneaux incomplets ou complets, à surface squameuse ou inscrustée de croûtelles. Sous une telle forme, ces syphilides arciformes ou annulaires du cuir chevelu ne laissent pas de s'imposer à l'attention et sont facilement rapportables à leur véritable origine.

Deux points, seulement, à relever ici :

1° Ces syphilides tardives du cuir chevelu à modalité secondaire sont très généralement discrètes et parfois étonnamment discrètes ; ce qui, d'ailleurs, n'est pas pour vous surprendre, étant donné qu'elles dérivent le plus souvent de syphilis plus ou moins traitées. Presque toujours elles se réduisent à un petit nombre d'éléments éruptifs (une demi-douzaine de papules, trois ou quatre croissants, ou demi-couronnes ou couronnes) ; mais il n'est pas sans intérêt de préciser, — parce qu'on ne le croirait guère *a priori*, — qu'elles peuvent s'atténuer davantage encore au point de ne plus se traduire que par un nombre insignifiant d'éléments papuleux.

2° En second lieu, elles sont par excellence sujettes à *récidives*. De cela déjà vous avez un exemple dans le cas précité. De même, sur un autre de mes clients, des syphilides papulosquamelleuses ou papulo-croûteuses du cuir chevelu n'ont pas cessé, en dépit d'un traitement assez régulièrement suivi, de pulluler et de repulluler presque incessamment, de la cinquième à la neuvième année de la maladie. Dans une seule année il se produisit jusqu'à trois poussées de papules à modalité tout à fait secondaire.

Finalement, quant aux échéances d'apparition de ces diverses syphilides au cours de la période tertiaire, je les trouve comprises dans mes notes entre la quatrième et la douzième année, avec une forte prédominance pour les quatrième, cinquième, sixième et septième années.

Un seul cas constitue une exception très digne d'une mention spéciale, en raison et de sa singularité et de son authenticité indéniable. Ce cas est relatif à une syphilide circinée du cuir chevelu, de modalité absolument secondaire, ayant fait invasion au cours de la *vingt-troisième année* d'une syphilis. Voici le résumé très sommaire de ce cas curieux :

Homme de quarante-deux ans. — Syphilis en 1874. Chancre induré de la verge, avec adénopathie bi-inguinale. — Quelques accidents secondaires, notamment plaques muqueuses linguales et amygdaliennes. — Traitement mercuriel pendant deux ans.

En 1878, gomme de la cuisse. — Nouveau traitement.

En 1897 (vingt-troisième année de l'infection), syphilide du cuir chevelu, circonscrite à la région fronto-temporale gauche. Cette syphilide est constituée par une série d'éléments papulo-croûteux, presque tous de type circiné ou annulaire. Un très bel anneau, formant une circonférence presque complète, se voit sur la lisière du cuir chevelu. Il est constitué par une série de petites papules agminées à la file comme les perles d'un collier, la plupart recouvertes de croûtelles brunâtres. Le type de l'éruption est nettement secondaire.

La seule vue de cette belle photographie aquarellisée (due à M. Méheux) vous a déjà édifiés sur la qualité indéniablement spécifique de cette éruption. Que si, d'ailleurs, il vous restait le moindre doute à ce sujet, je le dissiperais d'un mot en vous disant que cette éruption, qui datait de trois à quatre mois, fut effacée à bref délai par une seule injection de calomel. *Naturam morborum curationes ostendunt.*

AFFECTIONS TARDIVES DES ONGLES
A MODALITÉ SECONDAIRE

Il est encore assez commun de rencontrer au cours de la période tertiaire, surtout dans les cinq, six ou sept premières années de cette période, des lésions unguéales ou périunguéales tout à fait identiques à ce qui est d'observation courante dans la syphilis secondaire.

Il suffira, je pense, d'en citer quelques exemples, tant le fait est avéré et non sujet à contestation.

J'ai dans mes notes plus d'une quinzaine de cas mentionnant telle ou telle des lésions suivantes :

1° *Onyxis* dit *craquelé, feuilleté, écailleux*, consistant en une friabilité singulière de l'ongle, dont la portion libre se fendille, s'étoile, s'écaille, se brésille, en présentant pour sommet une série d'aspérités inégales, de dentelures, de crénelures irrégulières.

Exemple typique : J'ai été consulté par un jeune homme qui, affecté depuis *sept ans* d'une syphilis bénigne dont il s'était assez bien traité et dont tous les accidents avaient disparu de vieille date, ne conservait plus de son ancienne maladie qu'une lésion des ongles rebelle à tout traitement depuis huit mois. Cette lésion était un type d'*onyxis écailleux* affectant six doigts des mains et respectant les orteils. Elle désolait d'autant plus ce jeune homme qu'il aspirait à se marier et n'attendait pour cela que la disparition de cette disgrâce, au sujet de laquelle déjà sa future famille lui avait adressé « quelques observations soupçonneuses ».

2° *Décollement partiel* ou *total de l'ongle*, qui, sourdement et sans douleur, se détache des parties sous-jacentes, et quelquefois finit par tomber en laissant à découvert ce qu'on appelle le lit de l'ongle. — Un de mes clients perdit de la sorte, dans la sixième année de sa syphilis, l'ongle d'un gros orteil. — Sur un autre, en état de syphilis depuis huit ans, un ongle de la main, qui s'était détaché depuis plus d'un an, ne s'était pas reformé. Il restait remplacé par une sorte de petit mamelon informe de matière cornée qui occupait la base de l'ongle et constituait, comme dans le cas précité, une difformité choquante.

3° Plus rarement, ce qu'on observe est le *pachyonyxis*, que caractérise surtout un épaississement plus ou moins considérable, une véritable hypertrophie de la lame unguéale, avec teinte noisette ou brunâtre, parfois aussi avec brisures irrégulières et effritement du bord libre. — Un de mes clients, dans la *quinzième année* de sa syphilis, présentait un pachyonyxis semblable et tout à fait hypertrophique de la plupart des ongles (sept aux mains et cinq aux orteils), et cet état depuis sept ans était resté rebelle à divers traitements.

4° Enfin, ce qu'il n'est pas rare d'observer encore en pleine période tertiaire, c'est le *périonyxis sec* ou durillon syphilitique péri-unguéal, consistant en un épaississement de la crête épidermique qui borde la partie latérale de l'ongle. Cette petite lésion se produit presque exclusivement aux mains et constitue là un « bobo agaçant » par excellence, d'autant qu'il est particulièrement tenace et rebelle. Une jeune femme syphilitique depuis *neuf ans*, qui vint me consulter à propos d'une lésion de cet ordre, me disait en avoir été importunée depuis *trois ans*, en dépit de traitements multiples, d'excisions multiples et de tout l'art de sa manicure. A mon tour, je ne parvins que difficilement et lentement à l'en délivrer.

A quelque variété qu'elles appartiennent, toutes ces affections unguéales ou péri-unguéales de la période tertiaire sont encore généralement remarquables et par leur ténacité en tant que symptômes et par une étrange facilité de récidives.

IRITIS TARDIVES
A MODALITÉ SECONDAIRE

A tous les exemples qui précèdent j'en pourrais encore adjoindre quelques-uns, — et toujours du même genre, — pour témoigner que la syphilis est capable de se traduire dans ses phases plus ou moins avancées par des manifestations diverses relevant du type secondaire. Cependant je n'en citerai plus qu'un seul, croyant cette démonstration accomplie, et celui-ci sera relatif à une localisation oculaire, l'*iritis*.

Mes notes personnelles me fournissent trois cas relatifs à des malades qui, au cours de la cinquième, de la sixième et de la dixième année de leur syphilis, ont été affectés d'iritis absolument typiques et d'iritis de modalité secondaire, à savoir triplement caractérisées et par leur teneur subaiguë, leur forme presque froide ; — et par leur indolence relative ; — et par le développement à la surface de l'iris de petites nodosités papuleuses constituant ce qu'on appelle les papules ou syphilides papuleuses iriennes.

Mais ces quelques résultats de ma pratique s'effacent devant ceux d'observateurs plus autorisés, à savoir d'ophtalmologistes particulièrement compétents. Ainsi, le Dr Albert Terson, qui a fait une étude spéciale de ce sujet, aboutit à conclure qu'à des stades divers, voire parfois à des stades très éloignés du tertiarisme, on peut observer l'iritis avec les symptômes et la physionomie qui la caractérisent à l'étape secondaire. Dans son travail (1) il ne cite pas moins de dix-neuf cas de cet ordre, soit observés par lui, soit empruntés à ses collègues, cas qui sont entrés en scène à divers termes de l'époque tertiaire, à savoir :

____

(1) Des iritis syphilitiques tardives. *Revue génér. de clinique et de thérap.*, 1902.

Pour 1 cas au cours de la 4e année de l'infection ;
—	1	—	6^e	—
—	1	—	8^e	—
—	2	—	9^e	—
—	4	—	10^e	—
—	1	—	13^e	—
—	1	—	14^e	—
—	2	—	16^e	—
—	2	—	17^e	—
—	1	—	18^e	—
—	1	—	20^e	—
—	1	—	27^e	—
—	1	—	30^e	—

19

Dans tous ces cas, précise bien l'auteur, il s'agissait sûrement d'iritis reconnaissant la syphilis pour cause. Indépendamment de la syphilis, on n'avait relevé sur les malades aucune tare (rhumatisme, albuminurie, diabète, blennorragie, etc.) susceptible de leur servir de raison étiologique. D'ailleurs, quoi d'étonnant à ce que « sur le vieil arbre de la vérole refleurisse un peu tard une lésion qu'on n'attendait plus guère et qui parfois d'ailleurs (comme sur plusieurs de nos malades) n'est qu'une récidive d'accidents de même siège et de même nature ? »

De même, le Dr Schrameck, dont on connaît également la compétence ophtalmologique, dit avoir observé sur l'un de ses clients, à la **trente et unième année** de l'infection (remarquez bien, messieurs, cette si tardive échéance) une iritis de modalité tout à fait secondaire et dont la spécificité lui a paru non contestable (1).

De même encore le Dr Antonelli « croit à la fréquence assez notable au cours de la période tertiaire d'iritis de modalité

(1) Résumé de cette observation :

X..., âgé de cinquante-trois ans, se présente à nous, le 26 mars 1903, avec tous les symptômes d'une iritis droite : injection périkératique ; — pupille en myosis, offrant en deux points de légères adhérences avec la surface antérieure du cristallin ; — iris légèrement changé de teinte, etc. L'affection a débuté d'une façon insidieuse il y a deux jours ; elle ne s'accompagne pas de douleurs ; rien autre qu'une gêne modérée de l'œil à la lumière.

Aucune cause accidentelle, aucune tare héréditaire à laquelle on puisse rapporter cette iritis. — Mais, syphilis à vingt-deux ans : chancre dur, roséole, plaques muqueuses. Traitement de dix-huit mois par pilules de protoiodure. — Nulle manifestation de syphilis depuis trente ans.

Traitement : pilules de protoiodure et atropine. — Modification rapide de tous les symptômes, et guérison complète dans la quinzaine.

tout à fait secondaire, iritis qu'il appelle *anachroniques*. Dans cet ordre d'iritis anachroniques figurent non seulement les iritis condylomateuses ou papuleuses qu'il serait impossible de distinguer cliniquement de l'iritis gommeuse et dont, en conséquence, on serait autorisé à contester la qualité secondaire, mais encore les iritis simples et *purement congestives*, purement congestives, notez bien le mot. J'entends qu'on peut rencontrer et qu'on rencontre assez souvent sur des malades anciennement syphilitiques des iritis exclusivement caractérisées, sans syphilides iriennes, par l'injection radiée périkératique, la modification de teinte de l'iris, le myosis inflammatoire et une certaine nébulosité de la chambre antérieure (1). »

Comme exemple, il cite un cas récemment observé par lui dans le service de M. le Pr Gaucher, cas relatif à une femme qui, syphilitique depuis huit années, et ayant présenté il y a trois ans une gomme du pharynx, a été affectée ces derniers temps d'une iritis certainement spécifique, iritis simple, sans formations nodulaires, qui a été améliorée avec une rapidité significative, puis guérie par le traitement mercuriel. Aucun antécédent, aucune tare héréditaire ou personnelle ne permettaient de supposer à cette iritis une origine autre que la syphilis ; et cependant, « sous une *modalité essentiellement secondaire*, elle s'était produite huit ans au delà du chancre (2). »

(1) Communication écrite.
(2) Ces iritis anachroniques se produiraient de même, affirme M. le Dr Antonelli, dans la *Syphilis héréditaire tardive*, et cela sous leur modalité simplement congestive, sans production nodulaire pouvant prêter au soupçon d'infiltrats gommeux.

SYPHILIS SECONDAIRE TARDIVE
DES MUQUEUSES

J'ai établi dans ce qui précède que la syphilis tertiaire peut se traduire et se traduit même assez fréquemment *à la peau* par des manifestations de modalité secondaire. Eh bien! ce n'est pas là un fait isolé. Ce même fait s'observe sur le système muqueux. Sur le système muqueux comme à la peau, la syphilis, au delà et même bien au delà de sa troisième année (cette prétendue *borne d'Hercule* du secondarisme), emprunte nombre de fois ces déterminations morbides à l'ordre des accidents superficiels et bénins qui ressortissent usuellement à l'étape *secondaire*.

Immédiatement j'en fournirai un exemple que personne ne récusera. Quel est le praticien qui n'a pas rencontré des *plaques muqueuses*, de véritables plaques muqueuses secondaires, sur la bouche de sujets affectés de syphilis depuis quatre ans, depuis cinq ans, depuis six ans, c'est-à-dire en pleine période chronologiquement tertiaire ? Et quel est le pathologiste qui refuserait à ces accidents la qualité de plaques muqueuses, sous prétexte qu'ils se seraient développés au delà des trois premières années de la maladie ? Bien certainement, donc, il existe une syphilis secondaire *attardée* (qu'on me passe l'expression), qui, sur les muqueuses comme à la peau, peut servir d'expression à la diathèse, alors même que, chronologiquement, cette diathèse évolue en plein stade tertiaire.

Mais jusqu'à quelle échéance peuvent entrer en scène ces *arrérages*, ces *queues* de l'étape secondaire, s'il m'est permis d'ainsi parler ? Il est bien vraisemblable qu'au lieu de l'assentiment général dont je me prévalais à l'instant, je ne rencontrerais qu'objections et incrédulité, si je venais dire que des accidents de même ordre, à savoir de modalité secondaire, servent parfois d'expression à la syphilis sur le système muqueux (comme ailleurs du reste) à des étapes bien autrement reculées de l'infection, par exemple huit, dix, quinze ans au delà du chancre, voire plus tard encore. Et cependant, *c'est là ce que j'ai vu*, et c'est là précisément ce que je viens dire à propos du système muqueux, comme je l'ai dit à propos de la peau, et comme j'aurai à le répéter à propos d'autres systèmes organiques. Mais n'anticipons pas sur ce qui doit suivre.

Dans le système muqueux, ce sont assurément les muqueuses *buccales* qui servent de siège le plus fréquemment à ces manifestations de syphilis secondaire arriérée. C'est donc par elles que nous débuterons dans cette étude.

MUQUEUSES BUCCALES

Un premier fait, un fait essentiel, capital, à placer en vedette de ce paragraphe, c'est, à coup sûr, en raison des conséquences pratiques à en déduire, la *fréquence, l'extrême, l'extraordinaire fréquence des syphilides buccales de forme secondaire au delà et bien au delà de la période secondaire.*

Et, en effet, il est commun, absolument commun, de voir des accidents de cet ordre, qui, presque toujours, avaient déjà fait une ou plusieurs apparitions au cours des premiers temps de la syphilis, se produire et se reproduire au delà de cette troisième année que le préjugé vulgaire s'obstine à considérer comme clôturant la période secondaire. Deux chiffres vont suffire à témoigner de ce que j'avance. Dans ma clientèle privée, en dehors de mon hôpital, je n'ai pas rencontré moins de *cinq cent trente-trois* malades (à ne parler que de ceux sur lesquels j'ai conservé des notes écrites) qui ont été affectés de déterminations buccales d'ordre secondaire à des échéances diverses du tertiarisme, c'est-à-dire de la quatrième à la dixième, douzième, quinzième année et même au delà, comme on le verra par ce qui va suivre.

Dès ces premiers mots, dès cette première constatation, impossible de ne pas être frappé de l'importance pratique que contient un tel résultat d'observation. Quoi! des syphilides buccales d'ordre secondaire, c'est-à-dire des accidents vraisemblablement contagieux, pouvant faire invasion et même faisant invasion d'une façon fréquente en plein cours du tertiarisme, voire à des phases plus ou moins avancées du tertiarisme! Mais alors que devient donc la prétendue sécurité contre la contagion que semblait jusqu'ici conférer l'ancienneté même de la maladie ? « Avec la période tertiaire, disait-on, plus rien à craindre de la contagion », et voici maintenant que la contagion ne se périme plus avec le temps, voici qu'elle n'est plus prescrite par les années ! Mais alors *que va devenir l'admissibilité au mariage des sujets syphilitiques?* Et à quel terme désormais devra être prorogée ladite admissibilité ? Et ainsi de suite.

Ces réflexions et d'autres encore ressortent nécessairement de l'énoncé qui précède. La réponse à leur faire constitue l'intérêt du sujet que nous allons étudier.

*
* *

Précisons. — Tout d'abord, se présente à déterminer une question de localisation, à savoir :

Est-il tel ou tel département de la bouche qui, plus que d'autres, soit le siège de ces dangereuses syphilides secondaires tardives (dangereuses pour autrui, bien entendu, et non pour celui qui en est affecté) ?

Oui ; — et la statistique suivante est de nature à nous fixer sur ce premier point, qui, lui aussi, a son importance, on le conçoit de reste.

Sur quatre cent trente-quatre manifestations de cet ordre dont j'ai trouvé le siège bien déterminé dans mes observations, il en est :

> 42 qui avaient pour localisation les **lèvres** ;
> 49 qui avaient pour localisation les **amygdales** et les régions voisines du **voile palatin** ;
> 12 qui avaient pour localisation le **palais** ;
> 201 qui avaient pour localisation la **langue** sous forme de syphilides *humides* ;
> 170 qui avaient pour localisation la **langue** sous une forme sèche particulière, dite *glossite dépapillante*.

Total : 434

C'est-à-dire que, sur ces 434 localisations buccales, 371 se sont faites à la langue. Ce qui, au pourcentage, donne ce résultat : Sur 100 localisations buccales de syphilides secondaires tardives, il en est 85 qui se portent à la langue. — 85 sur 100, quelle proportion !

Donc, voici pour l'enquête que nous poursuivons, un premier résultat important à enregistrer, à savoir :

Qu'avec une énorme supériorité de fréquence, c'est la langue qui est le siège habituel des accidents buccaux de forme secondaire qu'on observe au cours de la période tertiaire : — c'est la langue qui est le *siège de prédilection* par excellence des accidents de cet ordre.

** **

Quelles **formes** **objectives** *affectent ces syphilides secondaires de l'étape tertiaire ?*

Réserves faites pour une localisation linguale dont j'aurai bientôt à parler, je répondrai :

1° Les formes cliniques de ces accidents sont exactement, trait pour trait, celles des syphilides secondaires ; ou, plus simplement, ce sont les syphilides secondaires transportées, si je puis ainsi parler, dans l'étape tertiaire ;

2° De ces formes, il en est une qu'ils affectent presque exclusivement, à savoir la plus superficielle de toutes, la forme bénigne par excellence, c'est-à-dire la **forme érosive.**

J'insiste et je dis :

1° Dans l'étape tertiaire les accidents spécifiques d'ordre secondaire que l'on peut rencontrer à la bouche (lèvres, langue, voile, amygdales, etc.), sont ou bien des syphilides de type tertiaire (de celles-là nous n'avons pas à parler ici) ; — ou bien des syphilides de type secondaire ; et celles-ci, les seules en cause pour l'instant, se présentent comme la reproduction exacte, absolue, de ce qu'on observe dans les premières étapes de la maladie.

2° En second lieu, — et voici qui est d'importance capitale pour notre sujet, — quand la période secondaire semble de la sorte se prolonger dans l'étape tertiaire, elle s'y traduit le plus habituellement et de beaucoup, en tant que lésions buccales, par des manifestations de type érosif, simplement et purement érosif ; à savoir, car besoin est de bien préciser en l'espèce, elle s'y traduit par des lésions répondant au type que voici :

Simples *abrasions* épithéliales, dénudant, mais ne faisant que dénuder le derme muqueux sans l'entamer, sans l'ulcérer ; donc, lésions superficielles par excellence, **érosions ;**

Érosions généralement rondes ou ovalaires, mais susceptibles de toutes formes et parfois tout à fait irrégulières, amorphes ;

Érosions petites, comparables à une amande ou, plus souvent, à une lentille, mais parfois plus petites encore et devenant alors minuscules, *herpétiformes ;*

Rouges ou grises et d'un gris rosâtre ;

Plates, sans relief, etc.

Au total, érosions assez semblables à ce que serait un vésicatoire en miniature, et, par conséquent, ne constituant que des lésions sans importance, bénignes par excellence, insignifiantes même, et susceptibles, à coup sûr, de passer inaperçues.

Pourquoi ces syphilides secondaires attardées affectent-elles cette forme, forme la plus superficielle et la plus bénigne de toutes, et, d'autre part, forme *jeune* par excellence, au lieu de prendre soit le type papulo-érosif ou papulo-hypertrophique, soit le type ulcéreux, qui seraient certes mieux en rapport avec l'âge de la maladie? Je constate le fait, sans avoir la moindre explication plausible à en donner.

Je ne dis pas, à coup sûr, qu'elles affectent cette forme érosive d'une façon constante et exclusive; car on les rencontre parfois sous le type papulo-érosif ou le type ulcéreux. Mais je dis, et je ne crains pas de me répéter encore sur ce point d'importance tout à fait majeure, que c'est là leur forme de prédilection, leur forme *usuelle* par excellence, et cela sur tous les points où l'on puisse les observer (langue, lèvres, joues, voile palatin, amygdales, etc.).

Les quelques cas suivants nous serviront d'exemples :

Un jeune homme de mes clients, intrépide et incorrigible fumeur de cigarettes, a été persécuté, *de la première à la onzième année* de sa syphilis, par des syphilides buccales ayant occupé tous les départements de la bouche (lèvres, langue, joues, amygdales, voile, piliers, etc.), mais s'étant plus spécialement localisées sur la langue dès la sixième année de la maladie. Or, ces accidents, que j'ai presque tous vus, ont invariablement consisté en de simples *érosions*, tantôt petites, tantôt plus ou moins larges et étalées, tantôt amorphes, tantôt figurées, etc., mais toujours superficielles et bénignes, même dans les phases les plus avancées de la maladie.

Un de mes clients (fumeur) n'a pas cessé, *de la première à la dixième année* de sa maladie, de présenter une série subintrante de syphilides buccales *de caractère invariablement érosif*, notamment de syphilides linguales superficielles et dépapillantes pour aboutir, vers la onzième année, à une glossite scléreuse lobulée.

Deux autres de mes malades ont contagionné leur femme, l'un à la sixième et l'autre à la huitième année de leur syphilis, et cela de par des syphilides buccales que j'ai constatées, minutieusement décrites dans mes notes, et qui n'étaient autres que des syphilides *érosives*, labiales ou linguales, du type le plus superficiel, le plus bénin.

Variante. — Il est des syphilis singulières qui, sous des influences inconnues, sans même l'excitation locale du tabac, « *se portent à la bouche* », comme on dit vulgairement, font en quelque sorte élection de domicile sur la bouche, et prodiguent là leurs manifestations pour un temps plus ou moins long, sans qu'on puisse les en déloger. Eh bien, même en pleine période chronologiquement tertiaire, ces syphilis n'ont comme manifestations que des lésions de type secondaire, à savoir des syphilides *érosives*. Exemple :

Un de mes clients (qui n'a jamais fumé, qui a de très belles et bonnes dents et qui jouit de la meilleure santé) a présenté, de la huitième à la douzième année d'une syphilis jusqu'alors bénigne et pauvre en accidents, une série de poussées vers la bouche, les unes se limitant à la bouche, d'autres intéressant d'une façon simultanée d'autres régions tégumentaires. Or, ces poussées buccales, que j'ai étudiées avec soin, car elles m'intriguaient fort, n'ont jamais consisté qu'en lésions de type secondaire et du type secondaire le plus bénin. C'étaient et ce n'étaient jamais que des syphilides *érosives*.

Et ainsi d'autres exemples que je pourrais multiplier.

En sorte, — remarquez bien ceci, messieurs, — que, **dans une époque où elle n'a que trop pour habitude de se traduire par des accidents sévères, intenses et redoutables, la syphilis peut n'être représentée que par un ordre de manifestations superficielles, bénignes, insignifiantes, à savoir par des érosions du derme muqueux, par des plaques muqueuses, par de misérables bobos!** Contraste vraiment paradoxal, extraordinaire, entre la qualité des symptômes et l'âge de la maladie.

Et même n'est-ce pas là le dernier mot de cette symptomatologie à si étrange bénignité. Car, écoutez encore ceci :

Non seulement ces syphilides de forme secondaire, qui viennent si curieusement prendre place dans l'étape tertiaire, affectent presque toujours la modalité érosive; mais, de plus, comme importance de lésions, elles se réduisent parfois à un minimum qu'on ne supposerait guère possible *a priori*. Elles se présentent alors sous forme d'érosions remarquablement *petites, minuscules, herpétiformes, miliaires*, qu'on ne croirait jamais pouvoir relever de la syphilis, et moins encore d'une syphilis en étape tertiaire. — Comme complément au tableau, ajoutez qu'elles ont, dans cette forme fruste, un siège d'élection par excellence, siège où les appelle une condition toute spéciale que je vais dire.

Ce siège, c'est la *langue*, et la langue au niveau de ses bords ou de sa pointe. Et cette condition étiologique spéciale, c'est le *tabagisme chronique*.

Et, en effet, il n'est pas rare de constater chez le syphilitique fumeur, voire en pleine période tertiaire, des lésions consistant en ceci : soit, au niveau des points susdits, de petites, toutes petites abrasions épithéliales, comparables à celles de l'herpès, et miliaires comme celles-ci ; — soit des stries érosives, linéaires, en forme de sillons, de fissures ou de rhagades, les unes et les autres de teinte rouge ou grise, grisâtre, opaline ; — soit ces deux ordres d'accidents associés.

Comme évolution, ces lésions *syphilo-nicotiques* sont essentiellement *rebelles, chroniques*, et douées d'une *faculté extraordinaire de récidive*. Aussi bien en voit-on parfois, qui, entretenues par une série presque ininterrompue de repullulations, durent « depuis *des années* », comme disent les malades, ou, pour parler un langage plus précis, dont l'origine remonte à trois, cinq, dix ans et plus.

Conséquence de ce qui précède, au point de vue pratique : Sous la forme atténuée, fruste, que je viens de décrire, ces syphilides buccales sont vraiment *méconnaissables* en tant que syphilides. Le diagnostic en est non pas seulement difficile, mais impossible le plus souvent. Quels signes leur restent en effet pour en attester la spécificité ? Aussi bien dois-je déclarer que, pour ma part, il m'est arrivé bien fréquemment de constater sur la langue de malades en étape tertiaire des érosions dont la nature est restée indéterminable pour moi, même après mûr examen. Et tous mes collègues de cet hôpital vous en diraient autant. La meilleure preuve en est qu'ici maintes et maintes fois nous nous consultons réciproquement sur des diagnostics de cet ordre restés irréalisables pour chacun de nous.

Nombreuses, en effet, très nombreuses sont les affections avec lesquelles risquent d'être confondues ces syphilides atténuées et frustes. A citer comme telles nombre de lésions érosives de la bouche, à savoir : *érosions d'ordre inflammatoire, mécanique*, ou *traumatique* (par exemple, érosions dérivant de l'incurie buccale, du contact de la muqueuse avec des dents en mauvais état, etc.); — *érosions tabagiques;* — *érosions leucoplasiques* (les plus difficiles de toutes comme diagnostic différentiel); — *érosions herpétiques* (rien de commun, on le sait, comme l'herpès récidivant buccal chez les syphilitiques); — sans parler même de lésions plus rares qui peuvent éventuellement affecter la langue (hydroa, lichen plan, éruptions mercurielles, éruptions médicamenteuses, etc.). Si bien qu'en nombre de cas (je ne crains pas d'insister sur ce point en raison de l'intérêt pratique qui s'y rattache) les syphilides en question restent indéterminées et méconnues. Elles n'ont en effet pour affirmer leur spécificité, que tel ou tel des deux critériums suivants : *épreuve thérapeutique* ou *contagiosité* C'est-à-dire qu'elles ne peuvent s'attester en tant que lésions spécifiques qu'au prix d'une répression significative exercée sur elles par le mercure ou bien d'une contagion émanant d'elles. Deux exemples vont me faire comprendre.

Un malade, syphilitique et fumeur, était vainement traité depuis deux ans pour des érosions linguales à récidives incessantes; il avait même fait, — et en pure perte, — deux saisons à la Bourboule et Saint-Christau. Quand il vint me voir, j'avoue qu'il me fut *impossible*, littéralement impossible, de préciser la nature de son mal; mais, éclairé par les insuccès des nombreux médecins qu'il avait consultés avant moi, je lui prescrivis empiriquement la médication spécifique sous forme d'injections de calomel. Ce fut alors un coup de théâtre, car il guérit en trois semaines d'une « infirmité buccale » qui le persécutait depuis deux ans.

Second exemple. — Un jeune homme contracte la syphilis et ne s'en traite que négligemment. Il n'en éprouve néanmoins que des accidents tout à fait légers. Mais, fumeur émérite, il devient sujet à des poussées multiples de syphilides buccales qui le persécutent pendant trois à quatre ans. Pour un temps, alors, il cesse de fumer, obtient une accalmie et en profite pour se marier (sans me consulter à ce sujet, bien entendu). Se croyant guéri, il reprend ses habitudes tabagiques, qui, naturellement, rappellent aussitôt les poussées buccales. A maintes reprises je constate ces poussées, qui tantôt ont bien l'allure syphilitique, mais qui tantôt (et le plus souvent) restent vraiment indéterminables comme nature. S'agit-il de syphilides ou bien d'herpès récidivant, ou bien de lésions leucoplasiques en préparation, ou bien d'accidents simplement inflammatoires d'ordre nicotique, on ne saurait le dire. Deux ans se passent ainsi en alternances de guérisons et de récidives. Puis, finalement, quatre semaines à la suite d'une poussée nouvelle, la jeune femme se trouve prise d'un chancre labial ; contagion dont la responsabilité très certainement ne pouvait incomber qu'au mari.

Et de même pour d'autres faits de même ordre que j'aurais à citer et dont quelques-uns d'ailleurs trouveront place dans ce qui va suivre.

Est-il besoin de dire, en conséquence, quel danger social comportent ces syphilides atténuées de type, frustes, mal déterminées, de diagnostic difficile, incertain, si ce n'est même impossible parfois ? Ce danger, c'est de rester *méconnues*, c'est d'être prises pour des accidents d'ordre commun, pour des accidents inoffensifs, non contagieux. Et alors qu'arrive-t-il ? C'est que le médecin délivre patente nette à des sujets portant le germe d'une redoutable contagion ; c'est que les malades sans défiance vivent de la vie commune, sans s'astreindre à la moindre précaution, et exposent à des dangers dont ils sont inconscients, qui leur femme, qui leur maîtresse, qui leurs enfants, leur entourage, etc. Que de cas de ce genre n'ai-je pas rencontrés ! Ainsi j'ai dans mes notes l'histoire de trois malades qui, affectés de la sorte, n'en furent pas moins autorisés *médicalement* à se marier, leurs lésions buccales ayant été jugées « d'ordre vulgaire et inoffensives ». L'un d'eux a contaminé sa femme ; je n'ai pas eu de nouvelles des deux autres.

GLOSSITE DÉPAPILLANTE

Une seconde catégorie de lésions est constituée par la variété de syphilides linguales à laquelle j'ai donné le nom de *glossite dépapillante*.

Celle-ci est des plus communes dans le stade morbide qui nous occupe. Ma statistique n'en comprend pas moins de 160 cas sur 533.

En quoi consiste-t-elle cliniquement ?

C'est une syphilide superficielle, de forme secondaire par excellence, et de caractéristique objective des plus simples.

Au premier coup d'œil elle se dénonce à l'attention par les deux signes suivants :

1° *Rougeur* morbide d'un brun foncé ou d'un carmin sombre, faisant tache sur le plateau dorsal de la langue ;

2° Et surtout, — lésion essentielle, constitutive, — état *lisse*, égal, uni, de ladite surface ; état dû, comme on le sait, à la desquamation épithéliale des papilles linguales. D'où les noms donnés à l'affection de glossite dépapillante, de glossite à *plaques lisses* ou *fauchées*.

Au détail, ce que l'on voit est ceci : au milieu du gazon, du chevelu papillaire de la langue, une ou plusieurs surfaces bien circonscrites qui sont devenues lisses, unies, polies, comme si l'on y avait *rasé* les papilles, et par cela même contrastant avec l'état villeux des parties voisines. On dirait (la comparaison est si exacte qu'elle s'impose) des surfaces « fauchées dans une prairie ». Et, en effet, la lésion qui donne lieu à cet aspect étrange consiste dans la chute des prolongements cornés des papilles filiformes. « On sait, dit M. Cornil, que les papilles filiformes, qui constituent comme des touffes d'herbes sur le dos de la langue, présentent un piquant, une longue saillie composée de cellules cornées imbriquées les unes sur les autres et dont les plus inférieures sont implantées sur une petite papille à peine saillante. La partie épithélique cornée a une très grande longueur, un demi-millimètre, un millimètre et plus. Que ces énormes prolongements épidermiques tombent, et ils tombent en réalité au niveau des plaques en question, reste une surface lisse, plane, recouverte simplement par les couches stratifiées du corps muqueux, mais privée de ses prolongements filiformes d'épiderme corné. La plaque paraît alors dans son ensemble d'autant plus lisse, d'autant plus déprimée, qu'autour d'elle les prolongements cornés des papilles filiformes sont conservés avec leur longueur, accrue encore par l'inflammation linguale, etc... »

Ce sont donc là de véritables plaques *alopéciques*, si je puis ainsi parler, constituées par la chute du chevelu papillaire.

Ces plaques ont toujours des contours nettement accusés. Elles se différencient des parties voisines non pas seulement par leur état lisse de surface, mais aussi par leur couleur, qui est d'un rouge plus foncé que celui de la muqueuse normale.

Avec cela, rien autre. Ni tuméfaction, ni infiltration, ni papulation, ni dureté, non plus (ceci est essentiel à spécifier) qu'érosion de surface. La lésion est *sèche* par essence, et l'érosion, l'excoriation, bref la dénudation du derme muqueux n'est jamais pour elle qu'un épiphénomène ou le résultat d'une complication surajoutée.

Cette variété de syphilide n'est donc pas seulement remarquable par son caractère *dépapillant ;* elle l'est aussi par ce fait qu'elle se produit *à sec*, si je puis ainsi parler. Elle rase bien les papilles, mais elle ne touche pas au derme lingual. En sorte qu'on a affaire en définitive à une singulière **plaque muqueuse**, à une plaque muqueuse **sèche**, et sèche sur une muqueuse ! *Exception unique* en l'espèce.

L'affection est très variable suivant les cas comme importance et comme physionomie, d'après le nombre, l'étendue, la configuration de ses éléments éruptifs. On peut cependant lui reconnaître *trois types* principaux, à savoir :

I. — **Glossite lisse lenticulaire.** — Constituée par un certain nombre de plaques tonsurées, éparses sur le plateau dorsal de la langue et souvent groupées, à la façon, par exemple, d'un psoriasis lenticulaire sur la paume de la main.

Ces plaques sont plus ou moins nombreuses (3, 5, 8, 10) et

cela en raison inverse de leurs dimensions. — Elles sont généralement arrondies, ou bien ovalaires (et à grand axe antéro-postérieur), ou plus rarement, irrégulières, amorphes. — Elles mesurent le plus souvent l'étendue d'une lentille ou d'une amande ; mais elles peuvent être ou plus petites (pépin de poire, grain de blé), ou plus larges (haricot, pièce de 50 centimes, fève, datte). — Toujours elles ont des contours bien arrêtés, bien nets, et leur coloration carminée tranche sur le ton gris des parties saines environnantes.

Leur siège favori est le tiers antérieur ou la moitié antérieure de la langue, notamment au voisinage de ses bords. Plus rarement elles occupent la moitié postérieure de l'organe.

II. — Glossite lisse en nappe. — Forme où ces plaques offrent une large surface et s'étalent sur un véritable département de la langue, par exemple sur son tiers antérieur ou (plus rarement) sur sa moitié antérieure, en constituant une *nappe continue* de desquamation papillaire.

Une variété assez commune de cette forme est celle où la dite nappe occupe toute l'étendue d'un bord de l'organe, en constituant là une longue bande d'un centimètre à un centimètre et demi de large. — Quelquefois une nappe semblable s'observe sur l'autre bord, en se réunissant à la première vers la pointe de la langue ; si bien que le centre sain du plateau lingual se trouve littéralement encadré dans un fer à cheval de tonsure papillaire.

Enfin, en certains cas de confluence insolite, chez les fumeurs émérites notamment, on a vu la dépapillation envahir de proche en proche la presque totalité de surface du plateau dorsal. Sur un malade que j'ai longtemps traité, les sept huitièmes environ de ce plateau sont actuellement le siège d'une dépapillation absolue. Voici, très sommairement, ce cas curieux qui vraiment mérite mention :

Un jeune homme de vingt-cinq ans contracte la syphilis en 1892. Il s'en traite assez régulièrement, et pendant sept ans il en est quitte pour deux ordres d'accidents : syphilides scrotales, à deux reprises, et syphilides buccales, dont les récidives multiples sont provoquées par un tabagisme chronique (25 cigarettes au minimum par jour).

Puis, sous l'influence de la même cause, il est pris en 1899 des

Syphilis secondaire.   7

premières manifestations d'une *glossite dépapillante*, qui, depuis lors pour ainsi dire, ne lui a fait grâce que pour quelques courtes accalmies.

S'il cesse de fumer et s'il se traite, l'affection disparaît facilement (en moyenne après trois ou quatre semaines). Mais, dès qu'il cesse le traitement et retombe dans son péché habituel, elle reprend tout aussitôt avec intensité.

D'année en année, le champ des dépapillations s'est accru. Déjà, en 1902, les poussées s'étendaient parfois jusqu'à un tiers, une moitié de la langue ; mais elles se sont notablement élargies depuis lors.

Ainsi, à ne parler que de la dernière, qui s'est faite en janvier 1904, elle occupait presque toute la face supérieure de la langue (très exactement les 7/8es pour le moins du plateau dorsal de l'organe).

Je signifiai alors au malade (pour la vingtième fois, peut-être) qu'il ne guérirait que grâce à un traitement régulier, intensif, et à un renoncement complet au tabac ; que la situation ne laissait pas d'avoir sa gravité ; finalement, que, constamment irritée et constamment récidivante, cette glossite pourrait bien *tourner mal*, et dégénérer soit en sclérose, soit en épithéliome, etc.

Cette mercuriale, sans doute, ne fut pas de son goût, car depuis lors je ne l'ai plus revu.

III. — Enfin, la **forme circinée** se définit d'elle-même. — Elle est assez commune. — Quelquefois elle s'accuse par de grands ovales plus ou moins réguliers, plus ou moins complets, à grand axe (chose curieuse) toujours parallèle à celui de la langue. Mais bien plus souvent elle s'en tient à des circinations incomplètes ou même avortées, j'entends à des segments de circonférence, des demi-lunes, des croissants, des arcs de cercle, qui n'en sont pas moins des indices précieux pour le diagnostic.

Exceptionnellement elle revêt la *forme annulaire* à centre sain, forme dont je conserve un très bel exemple sur cette belle photographie aquarellisée, due au talent de M. Méheux (V. pl. ci-jointe). La lésion, dans ce cas, occupait le tiers antérieur du plateau dorsal de la langue, et elle était représentée là par une aire dépapillée, comparable comme étendue de surface à une pièce de 2 francs. Elle se présentait régulièrement orbiculaire, rouge, lisse, unie, et encadrant un segment central, large comme une pièce de 50 centimes, où le gazon papillaire était, au contraire, conservé. Bref, c'était un type de glossite dépapillante, à ce point que le diagnostic de « glossite dépapillante, à modalité secondaire » ne fut contesté par aucun de mes collègues quand je présentai le malade à la Société de dermato-syphiligraphie (juin 1901). Ce diagnostic s'imposait véritablement ; et cependant, — notez ceci, — bien bizarre, bien extraordinaire était cette lésion comme échéance d'évolution, car elle venait d'éclore depuis quelques semaines sur un malade dont la syphilis remontait à *vingt-huit ans* (!), et s'était déjà traduite par plusieurs accidents de modalité tertiaire (syphilides ulcéreuses, hémiplégie, nouvelles syphilides ulcéreuses, etc.) (1).

(1) Voici le détail de cette curieuse observation, telle qu'elle a été recueillie par un de mes élèves, M. G. Reynault :

« Le nommé J. B..., âgé de cinquante-deux ans, terrassier, entre, le 4 juin 1901, salle Saint-Louis, lit n° 28.

Antécédents héréditaires.— Père mort d'une pneumonie ; mère morte d'un cancer

Antécédents personnels. — Pas de maladies dans son enfance ; pneumonies en 1874 et 1879.

En 1873, chancre du fourreau avec adénopathie bi-inguinale.— Roséole.— Le malade se marie néanmoins. — Il contagionne sa femme. — L'un et l'autre restent vingt mois sans traitement. — Durant ce temps, sa femme fait une fausse couche de six mois, puis amène à terme un enfant qui meurt à deux mois, athrepsique.

En 1875, cette femme entre à Broca et notre malade au Midi. Il présente à ce moment des syphilides ulcéreuses de la verge et du scrotum, en même temps que des syphilides papulo-croûteuses du tronc. Guérison en quelques mois par pilules Dupuytren et iodure.

Au cours des années suivantes, il a de sa femme, qui vient d'être soignée à Broca :

1° Un enfant sain (qui, paraît-il, contracta lui-même la syphilis au service militaire) ;

2° Cinq enfants, tous morts d'athrepsie ou de convulsions d'un à trois mois ;

3° En 1882 et 1886, deux filles ayant présenté à l'âge de trois ans et présentant encore des manifestations syphilitiques, pour lesquelles elles ont été et sont encore soignées à Broca.

Cela fait donc un bilan de *dix grossesses.* La seule ayant abouti à un enfant viable et sain est celle qui coïncida avec la seule période de traitement sérieux.

En 1895, après vingt ans de rémission, la syphilis réapparaît sur notre malade sous forme d'une hémiplégie gauche, pour laquelle le professeur Jaccoud le soigne, durant sept mois, par frictions mercurielles. Il lui est resté de l'atrophie musculaire et un peu de talonnement en marchant. Les réflexes sont conservés.

Puis, en 1898, il se trouve à nouveau atteint de syphilides sur le tronc. Il présente également des ulcérations du scrotum, semblables à celles qui avaient été soignées à l'hôpital du Midi.

M. Thibierge, à la Pitié, lui fait alors quinze piqûres d'huile grise et quinze de calomel. — Stomatite. — Les lésions disparaissent, mais pour se montrer à nouveau, il y a un mois, accompagnées de douleurs osseuses et de syphilides à la nuque. Il reste quinze jours chez M. Dieulafoy, à l'Hôtel-Dieu, où on lui fait quatorze piqûres de bi-iodure, qu'il ne peut supporter.

Enfin, le 4 juin dernier, il entre à l'hôpital Saint-Louis.

Il y a trois semaines, étant encore chez M. Dieulafoy, il lui est survenu sur l'extrémité de la face supérieure de la langue une petite lésion non douloureuse qui est allée en grandissant. A l'heure actuelle, cette lésion est rigoureusement annulaire et de l'étendue d'une pièce de 2 francs. Elle présente l'aspect d'une plaque de glossite dépapillante, bien circinée et non érosive.

A son centre, les papilles paraissent respectées sur l'étendue d'une pièce de 50 centimes. Sa portion excentrique, qui forme anneau, est lisse, et offre le brillant de la face interne d'une joue normale. Sur cette surface on aperçoit deux ou trois crevasses très fines et presque linéaires, légèrement douloureuses.

Le malade est chiqueur ; il a, en outre, de la leucoplasie, plus accentuée par placards sur la face interne des joues et des lèvres.

La syphilis se manifeste encore sur lui par des syphilides papulo-tuberculeuses ou psoriasiformes, éparses sur les fesses et le cou. »

Que de réflexions pourrait soulever une telle observation, relativement à la chronologie morbide, à l'évolution, à l'inversion des symptômes, à la durée du secondarisme, etc. ! Mais je laisse ces points pour l'instant, devant y revenir ailleurs.

Les trois formes que je viens de vous décrire ne sont pas exclusives. Loin de là ! Elles se rencontrent fréquemment associées, ou bien, plus souvent encore, elles se succèdent sur le même malade, dans la longue durée qui leur est habituelle ou les poussées successives auxquelles elles sont éminemment sujettes.

Il va sans dire enfin que ces formes comportent de nombreuses variétés. A savoir, par exemple :

1° *Variétés frustes*. — Frustes soit comme nombre d'éléments éruptifs (exemple : cas où la lésion se réduit à une plaque unique) ; — soit comme proportions d'étendue (ainsi, dans une forme qu'on pourrait dire *mouchetée*, l'éruption est composée par une série de taches minuscules, ne mesurant pas plus d'un millimètre de diamètre) ; — soit, enfin, comme atténuation de caractères objectifs. Exemple : Il est des cas ou la lésion ne se traduit que par une dépapillation incomplète et un état *simplement* **érythémateux** du derme lingual. Il faut alors une certaine attention pour distinguer ces petites **oasis érythémateuses** d'un ton grisâtre et à contours assez vagues : parfois même on ne les aperçoit nettement qu'après avoir pris soin d'essuyer la langue en la frottant à deux ou trois reprises avec un linge sec ou un tampon d'ouate.

2° *Variétés mixtes compliquées* : à savoir, celles où les placards dépapillés s'érodent, se fissurent par places sous l'influence d'excitations surajoutées ; — ou bien encore coïncident avec des syphilides érosives de voisinage, etc.

*
* *

Il n'entre pas dans mon plan de poursuivre plus avant l'étude clinique des deux ordres de lésions qui viennent de nous occuper. Quelques mots suffiront à en compléter l'histoire relativement à notre sujet actuel.

Au point de vue de la durée, la forme érosive de ces lésions ne comporte que des manifestations éphémères, tout au moins peu durables, mais douées en revanche d'une prodigieuse faculté de récidives. On l'a vue maintes fois persécuter les malades de poussées multiples, presque sub-intrantes, et cela plusieurs années de suite.

La forme dépapillante, au contraire, s'accuse par des lésions bien autrement stables, permanentes, sujettes à chronicité. Non traitée, elle subsiste et va s'exaspérant sous l'influence continue de ses causes productrices. — Comme la précédente, elle est extrêmement sujette à récidives.

L'une et l'autre, après des recrudescences et des retours multiples, peuvent aboutir, alors qu'un traitement énergique n'intervient pas à temps, à la forme de *glossite scléreuse corticale* que je n'ai pas à vous décrire ici (1). Il est même à se demander, à propos de la variété dépapillante, si elle ne serait pas un premier degré, une ébauche de glossite sclérosante. Opinion à laquelle, pour ma part, je souscrirais volontiers.

Enfin, quant au traitement, il est d'expérience que ces formes secondaires de syphilides qui font invasion dans le stade tertiaire sont de curation plus ou moins difficile. A noter, d'abord, que l'iodure est sans influence sur elles. Le mercure seul les modifie, mais au prix de doses élevées et parfois même seulement au prix de doses intensives. Les traitements usuels à doses timides n'exercent aucune action sur elles. Pour s'en rendre maître et imposer silence à leur repullulation, besoin est d'une médication énergique, soit par ingestion, soit préférablement par frictions ou injections. On peut réussir, je l'affirme par expérience, avec n'importe laquelle de ces trois méthodes ; mais la plus sûre est celle des injections ; et de toutes les injections, celle à l'huile grise, moins douloureuse et mieux supportée en général que celle au calomel, me paraît mériter la préférence.

(1) V. la description de cette variété de glossite dans mon *Traité de la syphilis*, t. II, p. 259.

SYPHILIDES BUCCALES
DE MODALITÉ SECONDAIRE

ÉCHÉANCES D'APPARITION

J'arrive enfin au point qui nous intéresse plus particulièrement.

**A quelles échéances se produisent ces syphilides buc-
cales tardives?**

Dressée d'après 434 cas, la statistique suivante va nous
éclairer sur ce point. Je la produirai tout d'abord et la
commenterai ensuite.

ÉCHÉANCES D'INVASION	SYPHILIDES labiales.	SYPHILIDES amyg- daliennes.	SYPHILIDES palatines	SYPHILIDES linguales.	GLOSSITE dépapillante.	TOTAL
4° année	14	5	5	87	30	141
5° —	12	3	3	44	23	85
6° —	8	1	1	21	15	46
7° —	1	1	»	21	15	38
8° —	4	1	1	16	10	32
9° —	»	»	»	13	16	29
10° —	3	»	»	7	15	25
11° —	»	»	»	»	7	7
12° —	»	»	»	»	11	11
13° —	»	»	»	»	2	2
14° —	»	»	»	»	3	3
16° —	»	»	»	1	4	5
17° —	»	»	»	»	2	2
18° —	»	»	»	1	3	4
20° —	»	»	»	»	1	1
27° —	»	»	»	»	1	1
28° —	»	»	»	»	1	1
30° —	»	»	»	»	1	1
	42	11	10	211	160	434

De ces chiffres dérivent deux résultats, tous deux intéressants à coup sûr, mais dont l'un surtout comporte une importance pratique considérable, importance dont vous apprécierez
bientôt la raison.

I. — Le premier, c'est que *tous les accidents spécifiques buccaux ne sont pas également susceptibles de ces retards d'évolution qui en prorogent l'entrée en scène jusqu'à des termes très éloignés, parfois extraordinairement éloignés du début de la maladie.* Il en est qui, si je puis ainsi parler, se prêtent bien à des prorogations de quelques années, mais qui se refusent à de plus considérables ; et il en est d'autres, au contraire, qui s'accommodent presque de toute échéance. Je m'explique et précise :

1° Les syphilides buccales d'ordre ordinaire, en l'espèce les syphilides *érosives* (puisque c'est presque la seule variété qui soit d'observation dans l'ordre des cas qui nous occupent), et les syphilides érosives de tout siège (langue, lèvres, amygdales, palais, etc.) sont assez communes *jusqu'à la dixième année* de la maladie, mais disparaissent au delà. Au delà de cette dixième année il n'en est plus question, sauf exceptions des plus rares (exceptions authentiques, je crois, mais, au titre de raretés et, comme toutes les raretés, exigeant confirmation). Ainsi, sur les 274 cas qui composent ma statistique, j'en trouve 272 (remarquez la proportion) qui ont leurs échéances comprises *entre la quatrième et la dixième année,* tandis que 2 seulement comportent des échéances bien autrement tardives (seizième et dix-huitième année) (1).

(1) De tels cas, cependant, ne sont pas isolés. Ainsi :
1° Dans une note présentée à la Société de dermato-syphiligraphie (1898) et ayant pour titre « *Plaques muqueuses tardives* », M. le Dr Barbe a relaté le cas d'une malade observée avec son maître, le Pr Gaucher, laquelle, syphilitique depuis *dix-sept ans*, présentait à la face postérieure de la lèvre inférieure deux « plaques muqueuses, offrant chacune la grandeur de deux lentilles réunies, assez saillantes et de teinte opaline ». Simultanément, existaient des lésions leucoplasiques à la face interne de la commissure buccale droite et sur la face dorsale de la langue. « Le traitement général eut facilement raison des plaques muqueuses, tandis que la leucoplasie persista »... Ce cas, ajoute l'auteur, montre « *qu'on ne peut donner patente nette à un syphilitique qui veut se marier* » et qu'il faut toujours prévenir le malade des risques de contamination tardive.
2° De même le Dr Filaretopoulo (d'Athènes) a relaté 4 cas de cet ordre, où des syphilides buccales de forme tout à fait secondaire se produisirent au cours de la *quatrième*, la *sixième*, la *dixième* et même la *douzième année* de la maladie.
L'un de ces cas est relatif à un homme qui, après avoir contracté la syphilis il y a dix ans et s'en être traité, resta neuf ans sans présenter le moindre accident, puis qui, au cours de la *dixième année* de la maladie, vint à présenter à la pointe de la langue une érosion superficielle et opaline, « laquelle, n'était autre chose qu'une papule érosive type, *comme celles qu'on rencontre à la période secondaire.* »
Un autre cas concerne un malade qui, syphilitique et gros fumeur, « n'a pas cessé, en dépit de cautérisations et d'injections hydrargyriques, de présenter des plaques érosives aux lèvres et à la pointe de la langue, plaques qui persistaient encore *douze ans* après le chancre initial ».
« De telles observations, ajoute l'auteur, se multiplient de jour en jour, par

A remarquer de plus, comme détail, que la fréquence de ces syphilides subit une décroissance progressive et régulière de la quatrième à la dixième année, ainsi qu'en témoignent les chiffres suivants.

Pour la 4ᵉ année............................ 111 cas.
  —   5ᵉ   —   .... 62 —
  —   6ᵉ   —   .... 31 —
  —   7ᵉ   —   .... 23 —
  —   8ᵉ   —   .... 22 —
  —   9ᵉ   —   .... 13 —
  —   10ᵉ   —   .... 10 —

2° Tout au contraire, la glossite dépapillante est loin de limiter ses invasions aux premières années du tertiarisme.

addition d'autres de même nature, et ébranlent l'opinion généralement admise que quatre années sont le maximum du terme au delà duquel la syphilis cesse d'être contagieuse. »

3° De même encore, tout récemment, MM. les Dʳˢ Emery et Druelle ont publié dans lés *Archives de médecine* (1903) deux intéressantes observations relatives à des plaques muqueuses « survenues dix et vingt ans après le début de la syphilis, en coïncidence avec des accidents tertiaires ». Voici ces deux cas, qui doivent être cités :

Observation I. — C. U..., cocher, trente ans, se présente à la consultation de l'hôpital Saint-Louis, le 1ᵉʳ août 1903.

Le malade a eu, en 1893, un chancre syphilitique du fourreau de la verge, suivi, dans les délais classiques, de roséole et de plaques muqueuses de la bouche et de l'anus. Il se soigna peu au début de cette syphilis, et prit irrégulièrement, pendant quelques mois, des pilules mercurielles. Au bout de quelque temps, les manifestations de la syphilis s'étant arrêtées, il cessa alors tout traitement. Il y a deux ans, poussée de syphilides gommeuses multiples des membres supérieurs et inférieurs, qui guérirent assez lentement sous l'influence du traitement mixte.

Actuellement, une grande partie du cuir chevelu est couverte de croûtes épaisses, verdâtres et stratifiées. Quand on les soulève, on met à découvert des ulcérations profondes, à bords taillés à pic et adhérents, à fond peu suppurant et présentant çà et là un aspect bourbillonneux. Il s'agit de syphilides gommeuses du cuir chevelu, dont le début remonte à deux mois environ.

Sur la face supérieure de la langue et la région rétro-commissurale des joues, existent des placards de leucoplasie.

Mais, d'autre part, on voit, en différents points de la cavité buccale, *des plaques muqueuses absolument typiques*. C'est ainsi qu'on trouve, au niveau des deux commissures labiales, des syphilides érosives recouvertes d'un léger enduit opalin ; elles s'étendent sur les parties supérieure et inférieure de la commissure, et empiètent légèrement sur la zone cutanée adjacente, où elles sont croûtelleuses.

En plusieurs points des bords de la langue, on voit d'autres plaques muqueuses érosives, dont certaines sont fissuraires, et les autres arrondies.

Enfin, sur la voûte palatine, à droite de la ligne médiane, existe une syphilide papulo-érosive, qui tranche nettement sur le reste de la région par sa surélévation et sa couleur rosée.

Les dents sont en très mauvais état. Le malade est grand fumeur et n'a jamais cessé l'usage du tabac depuis le début de sa syphilis.

Observation II. — A. J..., cinquante et un ans, ébéniste, entre à l'hôpital Saint-Louis, service de M. du Castel, salle Cazenave, n° 21, le 10 juillet 1903.

Elle compte en outre des entrées en scène *plus tardives*, par exemple de la onzième à la dix-huitième année.

Et même, — chose infiniment curieuse, presque incroyable et cependant bien authentique, — on la voit encore figurer pour quelques unités, comme en témoigne notre statistique, à des termes très reculés, démesurément reculés, comme la vingtième, la vingt-septième, la vingt-huitième, la trentième année. Ce qui voudrait dire que pour elle, comme pour la

Le malade a contracté la syphilis en 1883. A cette date, il eut un chancre de la verge, suivi, dans les délais classiques, de roséole et de plaques muqueuses dans la bouche, à l'anus et aux organes génitaux. Le traitement n'a été suivi qu'à de rares intermittences.

Depuis, cette syphilis a eu des poussées multiples, pour lesquelles le malade a été soigné à plusieurs reprises à l'hôpital Saint-Louis ; elles ont principalement consisté en lésions buccales et en syphilides ulcéreuses des jambes.

Actuellement, le malade entre à l'hôpital pour des lésions de la jambe droite et de la bouche.

La jambe droite est variqueuse. Sur ses 2/3 inférieurs et principalement sur sa face interne, se voient des cicatrices multiples ayant tout à fait l'aspect des cicatrices consécutives aux syphilides ulcéro-gommeuses.

Elles sont, pour la plupart, régulièrement arrondies ; certaines sont polycycliques ; il en est de groupées en bouquet. A leur périphérie existe une pigmentation très marquée, tandis que le centre est d'une teinte beaucoup moins foncée. Ces cicatrices sont consécutives à des ulcérations qui ont guéri par le traitement spécifique.

A 2 centimètres au-dessus de la malléole interne, existe une ulcération grande comme une pièce de cinq francs, dont les caractères sont ceux d'une gomme syphilitique ulcérée ; ses bords circulaires sont profondément taillés à pic et non décollés ; son fond est bourbillonneux par places. Cette gomme a débuté il y a cinq ou six mois.

Il existe, de plus, sur cette jambe, des lésions de dermite variqueuse. Quelques cicatrices pigmentées sur la jambe gauche.

Dans la bouche, on trouve des lésions d'ordres divers. Depuis le début de sa syphilis, le malade a, du reste, fréquemment présenté des lésions de ce côté. Il fumait beaucoup autrefois ; il a cessé il y a environ dix ans, mais, depuis, il chique quotidiennement. Les dents sont en très mauvais état, cariées pour la plupart ; il existe de la gingivite généralisée.

On note une glossite tertiaire scléreuse de la variété profonde. La langue, qui est recouverte de plaques blanchâtres d'aspect leucoplasique, est parcourue par de profonds sillons, qui la crevassent et la lobulent irrégulièrement.

D'autre part, au-dessus de la commissure buccale droite, existe une *plaque muqueuse typique*, située tout entière sur la face interne de la joue. Il s'agit d'une érosion ovalaire, allongée de haut en bas, mesurant 1 centimètre dans son grand diamètre. Son fond, rouge par endroits, est plus souvent recouvert d'un enduit opalin. Cette plaque muqueuse s'est développée depuis quinze jours.

Sur la face inférieure de la langue, non loin de la pointe et à gauche, se voit une autre plaque muqueuse arrondie, érosive et opaline.

Sur le bord gauche de la langue, on trouve une autre plaque de variété papulo-érosive ; plus petite que la précédente, elle a les dimensions d'une lentille.

Traitement : deux cuillerées à soupe par jour de sirop mixte bi-ioduré.

28 juillet. — Les plaques muqueuses sont tout à fait guéries, mais les lésions tertiaires sont peu modifiées ; l'ulcère gommeux de la jambe droite tend pourtant à se rétrécir.

syphilide palmaire et plantaire, *il n'est presque pas d'âge de la syphilis où elle ne puisse figurer* (1).

(1) Des invasions aussi *tardives* pourront sembler suspectes ou même être contestées. Je crois donc indispensable d'en légitimer ici l'authenticité par l'exposé de quelques-unes de mes observations.

I. — **Glossite dépapillante à la douzième année de la syphilis.** — X..., âgé de trente-sept ans. — Syphilis en 1868. Chancre induré de la muqueuse préputiale, avec adénopathies inguinales. — Roséole; puis syphilide papuleuse discrète. — Céphalée.— Éruption croûtelleuse du cuir chevelu. — En 1869, récidive de syphilide papuleuse très discrète. — Pas d'accidents buccaux (non fumeur).

Traitement de sept à huit mois par pilules de protoiodure.

En 1880 (DOUZIÈME ANNÉE DE LA MALADIE), syphilide palmaire et plantaire. — Bientôt après, syphilide linguale sous forme de *plaques lisses.* Sur le plateau dorsal de la langue, trois îlots de dépapillation en aire, bien circonscrits, régulièrement ovalaires, d'une couleur rouge qui tranche sur le fond rose gris de la muqueuse. L'un d'eux, très allongé, a la dimension d'une datte; les deux autres, plus petits, sont comparables à des amandes. Sur toute leur surface les papilles ont disparu, comme si on les avait rasées. Cette surface est donc lisse, unie, plane, en même temps que sèche et comme vernie. Elle n'est le siège d'aucune érosion; quelquefois cependant, dit le malade, elle « se gerce » et s'excorie par places, mais pour quelques jours seulement. — La base en est souple au toucher. — Le malade dit y sentir « des picotements » quand il mange et surtout quand il boit du vin pur.

Traitement : Protoiodure à la dose de 10 à 15 centigrammes par jour; — puis, sirop de Gibert. Collutoire, gargarismes, etc.

Guérison en sept semaines.

Mais, plus tard, récidive de la glossite sous forme de six petites oasis rouges et dépapillées, qui occupent le plateau dorsal de la langue du côté droit et dans la moitié antérieure de l'organe. Reprise immédiate du traitement. — Guérison en quelques semaines.

II. — **Glossite dépapillante à la quatorzième année de la syphilis.** — X..., âgé de quarante ans. — Syphilis en 1869. — Deux chancres parcheminés de la verge, vus et traités par moi. — Au cours des trois années suivantes, plusieurs poussées secondaires (roséole, plaques buccales à répétitions multiples, croûtes du cuir chevelu, papules palmaires, adénopathies, etc.). — Traitement mercuriel, mais très irrégulièrement suivi.

En 1883 (QUATORZIÈME ANNÉE DE LA MALADIE), syphilide papulo-squameuse circinée sur le métatarse et la face dorsale des orteils. — Puis, peu après, invasion d'une syphilide linguale dépapillante. Deux îlots de dépapillation complète ; l'un médian et postérieur, de l'étendue d'une amande, ovalaire ; — l'autre situé sur le tiers antérieur de l'organe. Celui-ci figure très régulièrement les quatre cinquièmes d'un anneau, dont le dernier cinquième ferait défaut. Il offre le diamètre d'une pièce d'un franc. Il est constitué par une bande de 4 millimètres de largeur, où les papilles linguales ont complètement disparu. Par son aspect lisse et par sa tonalité rouge, il contraste fortement avec les parties ambiantes. — Il est sec, non érosif. — Bref, c'est un type de l'affection connue sous le nom de *glossite tonsurante*, à *plaques lisses* ou *fauchées* de la langue, etc.

Traitement : Trois pilules de Dupuytren par jour; collutoire boraté, gargarismes, etc. — Guérison de la syphilide du pied et de la glossite en l'espace de trois semaines.

III. — **Glossite dépapillante annulaire à la seizième année de la syphilis.** — X..., âgé de quarante-sept ans. — Syphilis en 1873. — Chancre induré. — Roséole· — Traitement par pilules de protoiodure, continué pendant sept mois sous la direction de M. Ricord.

Nul autre accident jusqu'en 1888, époque où la langue devient malade. — En février 1889 (SEIZIÈME ANNÉE DE LA MALADIE), je constate une irrécusable syphilide cerclée de la langue, de forme absolument secondaire, à savoir :

Le tableau ci-joint montrera, en parlant aux yeux, le contraste qui existe entre ces deux ordres de symptômes (glossite érosive ou humide, et glossite dépapillante ou sèche) au double

Sur la moitié droite de la langue, *anneau ovalaire* à grand axe antéro-postérieur, mesurant 3 centimètres 1/2 en ce sens, sur 2 centimètres en largeur. Cet anneau est complet et très régulier de forme. Il est constitué par une zone de 3 à 4 millimètres de largeur, sur laquelle toutes les papilles sont détruites et comme rasées à leur base. A ce niveau la muqueuse, pour ainsi dire *alopécique*, est lisse, unie, rouge, mais sèche et sans érosion. — Le centre de l'anneau est sain et pourvu du gazon papillaire normal.

Plusieurs de mes collègues, à qui j'ai montré le malade, n'ont pas hésité un instant sur la qualité syphilitique de la lésion. Tous ont dit : « Syphilis absolument certaine. »

IV. — **Plusieurs poussées de glossite dépapillante de la onzième à la dix-huitième année.** — **Glossite érosive concomitante.** — X..., âgé de quarante-trois ans. — Syphilis en 1869. Trois chancres indurés de la rainure glando-préputiale. Pléiades inguinales. Syphilide papulo-squameuse. Plaques muqueuses buccales. — Quinze mois plus tard, nouvelle poussée secondaire (syphilides papulo-squameuses, plaques buccales, adénopathies).

Traitement mercuriel de douze à quinze mois. — Plus tard, iodure de potassium.

En 1877 (ONZIÈME ANNÉE DE L'INFECTION), je constate sur M. X... une forte poussée de syphilides linguales de forme absolument secondaire. Sur le plateau lingual, huit disques tonsurés et d'un rouge intense, tous régulièrement orbiculaires, deux comparables comme surface à la section d'un grain de cassis, trois à des lentilles, et trois autres plus petits. — Ces lésions sont sèches, sans érosion, tout à fait lisses. — Pas de rénitence appréciable au toucher.

Sirop de Gibert, trois cuillerées par jour ; collutoire boraté, gargarismes. — Guérison rapide.

En octobre de la même année, récidive sur la langue d'accidents de même forme, mais beaucoup moins confluents. — Nouveau traitement. — Guérison.

Trois mois plus tard, syphilide linguale, celle-ci érosive. — Cautérisations. Reprise du traitement interne. — Guérison.

Six mois plus tard, nouvelles syphilides linguales *érosives*, très petites. — Traitement à Uriage par fortes frictions mercurielles.

Au delà, six ans sans accidents.

Puis, en 1884 (DIX-HUITIÈME ANNÉE DE LA MALADIE), nouvelle poussée linguale sous forme d'une *glossite dépapillante*. — Six oasis absolument tonsurées, quatre de l'étendue de fortes lentilles, deux comparables à des amandes. — Aucune érosion de surface. — Nouveau traitement intensif par frictions mercurielles à Uriage. — Depuis lors, nul accident.

V. — **Type de glossite dépapillante à la vingtième année de la syphilis.** — X...., âgé de trente-neuf ans. — Syphilis en 1864. — Trois chancres indurés de la verge. — Roséole. Plaques buccales à diverses reprises (fumeur).

Traitement d'environ dix-huit mois par mercure et iodure.

Nul accident jusqu'en 1883. — Alors, lésion de la langue.

En février 1884 (VINGTIÈME ANNÉE DE LA MALADIE), type de *glossite dépapillante*, occupant le plateau dorsal de l'organe dans ses deux tiers antérieurs. — Quatre îlots où les papilles sont absolument rasées et font place à une surface lisse, unie, rosée, sèche, sans la moindre érosion. — Ces îlots sont irrégulièrement circinés de contour. — Deux ont la dimension d'un gros haricot; deux autres sont plus petits. — Ils tranchent sur les parties saines ambiantes à la fois par leur couleur et leur aspect tonsuré. — Nulle douleur. — Pas de ganglions.

Traitement : 2, puis 3 pilules de Dupuytren. — Collutoire boraté. Gargarismes.

Guérison vers le 3 mai, après absorption de 80 pilules.

Pas de récidive jusqu'à ce jour (1900).

point de vue de la fréquence de ces deux ordres de lésions et de leurs échéances d'apparition sur la scène morbide.

VI. — **Glossite dépapillante à la vingt-septième année de la syphilis. —** X..., âgé de quarante-huit ans. — Syphilis en 1855. — Chancre induré de la verge. — Roséole; plaques muqueuses. — Traitement très court (d'un à deux mois) par liqueur de Van Swieten.

Se marie un an plus tard. — Femme accouchant neuf mois après d'un enfant mort, et contaminée elle-même de syphilis.

Pendant vingt-six ans, pas d'accidents. Puis, la langue devient malade. — Le malade n'a jamais fumé. — Dents en bon état.

En 1882 (VINGT-SEPTIÈME ANNÉE DE L'INFECTION), glossite dépapillante intense. Tout le tiers droit de la langue présente une surface absolument tonsurée et rouge. Sur la moitié gauche de l'organe, quatre îlots où les papilles ont été également fauchées, un du diamètre et de la forme d'un haricot, trois autres agminés et formant un placard comparable aux proportions d'un pruneau. — Aucune érosion à la surface de ces aires tonsurées qui sont unies, lisses, sans rénitence de base. — Sensibilité de la langue pendant la mastication; sensation de brûlure vive au contact des boissons alcooliques. — Pas d'adénopathie.

Traitement par pilules de Dupuytren (3 par jour). — Guérison en six semaines.

VII. — **Glossite dépapillante à la vingt-huitième année de la syphilis. —** X...., âgé de quarante-huit ans. — Syphilis en 1855. — Chancre urétral induré, puis syphilides cutanées et plaques buccales. — Traitement à l'hôpital du Midi, dans le service de M. Ricord, où j'ai vu le malade. — Quatre à cinq mois de traitement mercuriel, puis iodure pendant quelques mois.

En 1875, syphilide palmaire et plantaire, typique, de *forme secondaire.* Le malade dit que depuis 1870 il a eu plusieurs fois des poussées de ce genre aux mains et aux pieds. « Cela va et vient, dit-il, disparaît sous l'influence des pilules, puis reparaît, et ainsi de suite. » — Traitement mercuriel. — Guérison en deux mois.

En avril et juin 1878, érosions sur le bord de la langue. Ces lésions paraissent bien être de nature spécifique. — Cautérisations et sirop de Gibert. — Guérison.

En 1884 (VINGT-HUITIÈME ANNÉE DE LA MALADIE), le malade revient me trouver pour de nouveaux accidents à la langue, constitués par une *glossite dépapillante* aussi typique que possible. — Traitement spécifique. — Guérison.

VIII. — **Glossite dépapillante à la vingt-huitième année de la syphilis.** (Voy. p. 98.)

IX. — **Glossite dépapillante à la trentième année de la syphilis. —** X...., soixante ans. — Syphilis en 1866, vue et traitée par un médecin de l'hôpital du Midi. — Chancre induré du gland, avec bubon. Plaques muqueuses buccales. — Traitement mercuriel prolongé; puis iodure de potassium.

Nul accident jusqu'en 1895. A cette époque, périonyxis suppuré, puis ulcéreux, du gros orteil. La lésion me semble absolument syphilitique et guérit par le traitement mixte. — Récidive quelques mois plus tard; même traitement. Chute de l'ongle. — Guérison.

En 1896, deux plaques indéniables de glossite dépapillante, l'une ayant les proportions d'un haricot, l'autre plus étendue, mesurant bien 2 centimètres de longueur, sur un de large. — Echec d'un traitement purement local. — Trois mois après, une injection au calomel (à 5 centigrammes) produit une modification immédiate, suivie d'une guérison rapide.

Huit mois plus tard, nouvelle aire de dépapillation linguale, tout à fait caractéristique et par sa physionomie générale et par une configuration arciforme bien accentuée. — Une injection de calomel en produit la disparition avec une rapidité significative.

* *
*

II. — Mais, en l'espèce, un second fait intéressant, un fait majeur qui ressort de la statistique précédente, celui qui touche notre sujet et qu'il convient pour l'instant de relever comme principal, c'est *la possibilité même, pour les syphilides buccales à modalité secondaire, de faire invasion à des étapes plus ou moins avancées et parfois même très avancées du tertiarisme*.

Pour préciser, c'est la **possibilité d'invasion de la plaque muqueuse** (de la plaque muqueuse, ce symptôme si éminemment secondaire et précoce) **au cours de la quatrième, de la cinquième, de la sixième, de la septième, de la huitième, de la neuvième, de la dixième année de la syphilis ;** — c'est aussi la possibilité d'invasion de cette autre manifestation d'apparence secondaire, d'objectivité secondaire, qu'on appelle la glossite dépapillante, à des termes bien plus distants encore du début de la maladie.

Eh bien, messieurs, ce fait, je n'hésite pas à le déclarer *scientifiquement nouveau*.

Je ne me le dissimule pas, c'est là un fait qui choque les doctrines en cours ; c'est là un fait auquel on ne voudra pas croire actuellement et auquel on ne croira pas de longtemps peut-être. On me dira ou plutôt on m'a dit déjà : « Des plaques muqueuses en pleine période tertiaire ; des plaques muqueuses à la sixième année, à la huitième année de la maladie, et voire au delà ! Des plaques muqueuses dans une étape où la syphilis n'a que trop le droit et l'habitude de se traduire par des gommes, des exostoses, des viscéropathies, du tabès, de la paralysie générale, etc. Allons donc ! Fantaisie pure ; **erreur de fait.** Vous avez pris pour des plaques muqueuses ceci ou cela, nous ne savons, et il n'importe ; mais, bien sûrement, **vous n'avez pas eu affaire à des plaques muqueuses,** nous entendons à des accidents identiques à ceux que produit la syphilis dans sa période secondaire. » Voilà l'objection attendue, inévitable, nécessaire. Or, j'ai le devoir et l'ambition de démontrer qu'il n'y a pas eu en l'espèce méprise de ma part, que les lésions dont je viens de parler en les qualifiant de plaques muqueuses ou de glossites dépapillantes, n'ont pas que les apparences secondaires, l'objectivité secondaire ; qu'elles ont, en plus, la nature syphilitique avec les conséquences qui peuvent en dériver pour autrui ; bref, que ce sont là bel et bien des *manifestations syphilitiques avec extériorité secondaire*, si je puis ainsi parler.

Trois arguments, me semble-t-il, peuvent concourir à établir cette démonstration, à savoir : 1° ce qu'on appelle le critérium thérapeutique ; — 2° la contagiosité parfois établie des accidents en question ; — 3° la coexistence assez fréquente de ces accidents avec d'autres manifestations de spécificité indéniable.

Développons.

1° **Critérium thérapeutique.** — Le traitement mercuriel ne fait pas que guérir ces syphilides secondaires tardives ; il les guérit parfois et même souvent dans des conditions où *l'on ne saurait méconnaître une relation significative entre le remède et l'effet curatif ;* — comme dans les cas où il les a dissipées à bref délai, alors qu'elles persistaient depuis longtemps, rebelles à tout remède ; — comme dans les cas où plusieurs fois, coup sur coup et de la même façon, il a eu raison de leurs multiples récidives ; — comme dans les cas, enfin, où il en a éteint d'une façon définitive les incessantes repullulations, etc. — Exemples :

M. X... syphilitique depuis neuf ans, vient me consulter en 1890, pour une affection de la bouche, qui, dit-il, s'acharne sur lui depuis plus de trois ans. Entretenue (ce qu'il reconnaît lui-même) par un excessif abus du tabac, cette affection a été constituée par une innombrable série de poussées éruptives, qui se sont produites un peu partout dans la bouche, mais très spécialement sur la langue. Aujourd'hui encore, elle crible la langue d'un groupe confluent de syphilides érosives, associées à de nombreuses plaques de dépapillation. — Elle a résisté ou incomplètement ou complètement à des médications très diverses (pilules de protoiodure ou de sublimé, sirop de Gibert, iodure de potassium, arsenic, alcalins, cautérisations, deux saisons à Saint-Christau, etc., etc.). — Je prescris un traitement *intensif* par frictions mercurielles. Dirigé à Uriage par mon savant ami le Dr Doyon, ce traitement (frictions quotidiennes à huit et dix grammes d'onguent napolitain) modifie rapidement l'état de la langue et aboutit à une disparition complète des accidents. — L'année suivante, deux récidives légères sont aussitôt dominées par la reprise des frictions. — Nouvelle saison à Uriage, avec frictions. — Guérison, qui s'est maintenue jusqu'à ce jour (1904).

Et que de faits de ce genre n'aurais-je pas à citer ! Je vous en ferai grâce, parce qu'ils sont tous semblables au précédent, au point de sembler copiés les uns sur les autres, et qu'en définitive ils se résument tous dans le schéma que voici :

Malade syphilitique et fumeur (association presque constante) ; — interminable série de poussées buccales, constituées soit par des syphilides de type érosif, bien plus rarement exulcéreuses ou ulcéreuses, qui se portent généralement à la langue, soit par des lésions de glossite dépapillante, soit par ces deux ordres de lésions combinées ; — échec des médications vulgaires, par exemple du traitement mercuriel banal donné à doses courantes ; — persistance chronique, voire indéfinie de l'affection ; — puis, de guerre lasse, recours au traitement intensif qui, d'emblée, fait merveille, provoque la disparition rapide des accidents, et parfois même en délivre le malade d'une façon définitive.

2° Second témoignage en faveur de la spécificité des lésions qui nous occupent : **contagiosité** de ces lésions.

De cela la preuve a été fournie. Plusieurs fois on a vu des contaminations syphilitiques dériver de syphilides buccales de modalité secondaire ayant fait invasion en pleine période tertiaire, et même à échéances plus ou moins reculées de cette période.

C'est là un point que, pour l'instant, je me borne à inscrire ici en sa place, devant lui consacrer bientôt les longs développements qu'il mérite en raison de sa haute importance pratique.

3° Enfin, un témoignage non moins décisif que les précédents consiste en la **coïncidence** assez commune de ces accidents avec d'autres manifestations indéniablement spécifiques. Cette contemporanéité ne laisse pas d'être significative, mais elle le devient bien davantage encore par sa *fréquence*. J'ai soigneusement, à ce point de vue, dépouillé mes observations, et voici ce que j'y ai trouvé.

Sur un total de 434 cas, il en est 123 où ces syphilides buccales tardives ont été rencontrées en coexistence avec divers autres accidents de syphilis. Ce qui donne un pourcentage d'environ 28 p. 100 (1). Ainsi, dans *plus d'un quart des cas* il y a eu coïncidence de ces syphilides avec d'autres manifestations avérées de syphilis, telles que syphilides cutanées, et notamment, en première ligne, syphilide palmaire ou plantaire, syphilides tertiaires, onyxis et périonyxis, lésions gommeuses, sarcocèle, laryngite, tabès, etc. De même, dans deux cas précités dus à MM. Emery et Druelle, des plaques muqueuses buccales, survenues dix et vingt ans après le début de la syphilis, s'étaient produites en coïncidence avec des accidents tertiaires, à savoir : pour le premier cas, syphilides gommeuses du cuir chevelu, et, pour le second, gomme de la jambe et glossite scléreuse. De telles coïncidences ne sont-elles pas absolument démonstratives?

Voilà donc, au total, une triade de témoignages péremptoires. Impossible, d'après cela, de récuser la nature spécifique des accidents en question.

(1) Voici le détail de cette statistique.

COEXISTENCE, DANS LE STADE TERTIAIRE, DE SYPHILIDES BUCCALES SECONDAIRES AVEC DIVERSES MANIFESTATIONS SYPHILITIQUES D'AUTRES SIÈGES :

	Syphilides d'ordre commun.	Glossite dépapillante.	Au pourcentage.
Au cours de la 4e année	33	5	26 0/0
— 5e —	21	4	29 —
— 6e —	15	4	40 —
— 7e —	8	2	26 —
— 8e —	5	2	21 —
— 9e —	2	4	20 —
— 10e —	3	3	20 —
— 11e —	3	»	
— 12e —	»	4	
— 16e —	»	2	
— 17e —	»	1	
— 18e —	»	2	
	90	33	

SYPHILIDES GÉNITALES TARDIVES
A MODALITÉ SECONDAIRE

Au point de vue de l'intérêt pratique, ce chapitre sera le pendant de celui que nous avons consacré aux syphilides buccales; car nous allons y retrouver ces deux questions qui intéressent si puissamment la sauvegarde publique, à savoir la contagiosité possible d'accidents à long terme et, comme conséquence, les conditions d'aptitude au mariage chez les sujets syphilitiques.

I. — Voyons d'abord ce que nous apprend la statistique sur la *fréquence* de tels accidents.

Je trouve ceci dans mes notes : 107 cas de syphilides génitales tardives d'ordre secondaire, c'est-à-dire, pour bien préciser, de syphilides génitales d'objectivité secondaire s'étant produites au cours de la période tertiaire.

Et ces 107 cas se répartissent ainsi:

102 pour l'homme ;

5 pour la femme.

Impossible, en face de tels chiffres, de ne pas placer ici deux remarques préalables.

1° La première est relative à l'infériorité de fréquence de ces localisations génitales par rapport aux accidents buccaux de même ordre.

Dans ce qui précède nous avons vu les syphilides buccales tardives de forme secondaire s'élever au chiffre de 434 ; et voici que, pour les syphilides génitales de même ordre, nous ne trouvons que le chiffre bien inférieur de 107. Proportion : 4 contre 1, en chiffres ronds. D'où il suit, remarquez bien ceci, messieurs, que :

Dans l'étape tertiaire, les manifestations attardées de la période secondaire sont quatre fois moins com-

munes aux régions génitales qu'aux régions buccales.

C'est dire implicitement qu'au cours du tertiarisme le danger des contaminations génitales est quatre fois moindre que le danger des contaminations dérivant de la bouche. Document curieux à enregistrer et dont nous aurons à tenir compte pour la prophylaxie, non moins que pour la réglementation du mariage des sujets syphilitiques.

Or, quelle raison donner à cette considérable supériorité de fréquence des accidents buccaux? Nul doute que le TABAC n'y figure pour une large part. Car il est de notion commune que l'usage et surtout l'abus du tabac servent de causes d'appel, de rappel et d'entretien aux syphilides buccales. « C'est bien sûrement le tabac qui *éternise* la syphilis dans ma bouche », me disait un jour un fumeur émérite, qui, du reste, n'en fumait pas pour cela un cigare de moins.

2° D'autre part, quelle inégalité d'un sexe à l'autre dans les chiffres que je viens de produire! 102 cas pour l'homme contre 5 (5 seulement) pour la femme! Quelle incroyable et, quant à présent du moins, quelle inexplicable disproportion!

Peut-être bien cependant, cette disproportion n'est-elle pas ce qu'accusent les chiffres précités. On sait, en effet, que la femme s'inquiète bien moins que l'homme de tout ce qui concerne la syphilis et en laisse souvent passer les symptômes inaperçus. Il est donc fort possible qu'en l'espèce, les manifestations qui nous occupent étant particulièrement bénignes et, de plus, se produisant à une époque où la maladie semble périmée, les malades n'en prennent pas souci, en méconnaissent la nature aussi bien que le danger, et s'épargnent l'ennui de consulter un médecin à leur propos. — Mais, cette raison est-elle suffisante à expliquer le fait en question? Vraiment je ne saurais le croire.

*
* *

II. — A quelles *échéances* ont été observées ces syphilides génitales d'ordre secondaire?

Voici ce que je trouve dans mes notes :

Au cours de la	LOCALISATIONS.			Total.
	Verge.	Scrotum.	Région vulvaire.	
4ᵉ année	24	7	2	33
5ᵉ —	23	7	1	31
6ᵉ —	8	4	1	13
7ᵉ —	7	»	1	8
8ᵉ —	3	1	»	4
9ᵉ —	4	1	»	5
10ᵉ —	5	1	»	6
11ᵉ —	3	»	»	3
12ᵉ —	»	3	»	3
13ᵉ —	1	»	»	1
14ᵉ —	»	»	»	»
15ᵉ —	1	»	»	1
16ᵉ —	»	»	»	»
17ᵉ —	»	1	»	1
18ᵉ —	»	1	»	1
	79	26	5	110

Trois enseignements, — tout à fait majeurs au point de vue prophylactique, — ressortent des chiffres qu'on vient de lire.

I. — Le premier, c'est que les invasions secondaires tardives qui se font sur les parties génitales (et qui, par conséquent, encourent plus que d'autres le risque de transmettre la contagion) sont susceptibles d'échéances qui s'échelonnent d'une façon continue sur les dix premières années du tertiarisme, c'est-à-dire de la quatrième à la treizième année de la maladie.

II. — C'est, en second lieu, que la fréquence de ces invasions diminue d'une façon progressive (inégalement progressive, mais n'importe) à mesure que l'on s'éloigne davantage du début morbide.

III. — Enfin, c'est que l'apogée de cette fréquence revient, avec un excès numérique considérable, aux trois premières et surtout aux deux premières années du tertiarisme (70 p. 100 du total des cas pour les trois premières et 58 p. 100 pour les deux premières).

Ce sont là toutes notions intéressantes, dont nous aurons à tirer parti comme indications prophylactiques.

LOCALISATIONS

1° Syphilides de la verge

Les manifestations de ce groupe se font sur la verge ou sur le scrotum, quelquefois aussi sur l'un et l'autre de ces organes simultanément.

Elles sont notablement plus communes à la verge (62 cas) qu'au scrotum (43).

Examinons-les d'abord sur la verge.

I. — Quelles *modalités cliniques* affectent sur ce siège spécial les syphilides secondaires de l'étape tertiaire ?

Chose étrange, paradoxale, les modalités sévères, importantes, du secondarisme, celles qui seraient le mieux à leur place en l'espèce, le mieux en harmonie avec le stade morbide, sont précisément celles qu'on ne rencontre pas ou qu'on ne rencontre que le plus rarement — et de beaucoup — dans l'étape tertiaire. Ainsi :

La forme ulcéreuse des syphilides secondaires y est absolument rare, presque exceptionnelle. De même, pour la forme papulo-hypertrophique dont je n'ai pas encore rencontré d'exemples.

En revanche, ce qu'on y observe ce sont les modalités *jeunes*, superficielles, secondaires entre les secondaires, à savoir les **modalités papuleuses** ou même simplement **érythémateuses.** — Je précise.

Le type le plus commun est le *type papulo-squameux*, constitué, comme l'on sait, par une série de petites élevures pleines, formant plateau ; — orbiculaires de contour et le plus souvent orbiculaires avec une correction parfaite ; — à surface sèche et squameuse, mais pauvrement squameuse ; — d'un diamètre variable entre celui d'une lentille et (ce qui est plus rare) celui d'une pièce de vingt centimes.

Ces papules ont pour siège usuel le fourreau et la peau du prépuce, plus rarement la surface du gland.

En voici quatre exemples :

I. — Syphilis datant de *cinq* ans. — Sur la face supérieure du gland, deux papules sèches, lenticulaires, légèrement saillantes, à surface lisse, unie, de coloration brune, à contours bien définis et correctement circinés. — Coïncidemment, syphilide bipalmaire, incontestable.

II. — Syphilis datant de *six* ans. — Sur la peau du prépuce, trois papules lenticulaires, sèches, légèrement squamelleuses de surface, un peu plus grandes qu'une lentille ordinaire, nettement cerclées, de teinte rougeâtre ou rose foncé. — Coïncidemment, syphilide palmaire.

III. — Syphilis datant de *sept* ans. — Chancre induré, avec double adénopathie inguinale. — Jamais le moindre accident consécutif, secondaire ou tertiaire; grâce sans doute à un traitement commencé dès le début et continué régulièrement pendant deux années (pilules de protoiodure, sirop de Gibert et iodure de potassium). Aussi, sept ans plus tard, le malade s'était-il cru autorisé à se laisser engager dans un mariage. Fort heureusement huit jours avant la date à laquelle devait avoir lieu la célébration de ce mariage, il vint me rendre visite à propos d' « insignifiants bobos qui lui étaient poussés sur la verge », qu'il avait négligés jusqu'alors, « croyant que cela allait guérir comme c'était venu », et qui, somme toute, persistaient. Or ces « insignifiants bobos » n'étaient rien autre qu'un groupe de syphilides papuleuses occupant la surface du gland et constitué par quatre belles papules sèches, lenticulaires, très correctement cerclées de contour, légèrement saillantes, légèrement rénitentes, de couleur brun foncé, etc., bref, présentant une physionomie qui ne pouvait laisser de doutes sur leur spécificité de nature. — Il va sans dire que je prescrivis à mon client de différer, — et de longtemps, — son mariage. Mais mon conseil a-t-il été suivi ?

iv. — Syphilis datant de *onze* ans. — Sur le fourreau et la peau du prépuce, neuf papules sèches; — comparables chacune comme surface à une lentille, à cela près de deux ou trois qui, jeunes encore, ne dépassent pas le diamètre d'une tête d'épingle; — légèrement saillantes; — squamelleuses, plutôt que véritablement squameuses de surface; — rosées; — quelque peu rénitentes de base; — orbiculaires ou un peu ovalaires pour quelques-unes; — et, finalement, *d'aspect absolument secondaire.* On dirait des manifestations d'une syphilis toute jeune, âgée de quelques mois. — Coïncidemment deux papules semblables, sur le scrotum, de physionomie absolument secondaire.

Ainsi, remarquez bien ceci, messieurs : Sur des sujets affectés de syphilis depuis cinq, six, sept et onze ans, des *papules génitales typiques, de physionomie exactement semblable à celle de lésions d'une syphilis toute jeune, d'une syphilis, par exemple, datant de quelques mois !*
Sans doute, ces papules n'offrent comme objectivité aucun signe qu'on puisse rigoureusement dire pathognomonique. Elles ne laissent pas cependant d'attester leur spécificité par une physionomie quelque peu spéciale, que constituent leur délimitation précise de contour, leur configuration méthodique, orbiculaire et souvent d'une orbicularité parfaite, mathématique, leur surface à desquamation pauvre et partielle, et plus encore, pour certains cas, leur groupement circiné. — Relati-

vement à cette dernière particularité, je citerai le cas d'un de mes clients qui, dans la *quinzième année* de sa syphilis (quinzième année, notez bien cette curieuse échéance), présenta sur le gland et la rainure une syphilide papulo-squameuse circinée, laquelle était composée par une dizaine de petites papules *disposées en collier* et formant ainsi une sorte de bague du diamètre d'une pièce d'un franc. Une telle disposition, à coup sûr, pourrait presque être dite pathognomonique ; mais elle est des plus rares.

Dernier détail. — Indépendamment de cette circination par groupement, la syphilide papuleuse génitale affecte quelquefois par elle-même une configuration circinée, d'une seule teneur, celle, par exemple, d'un segment de circonférence, d'un croissant, d'une demi-lune. Ainsi, un de mes malades portait sur le gland une bandelette papuleuse et sèche qui figurait d'une façon très correcte les deux tiers d'une circonférence. Un graphique de cet ordre comporte, on en conviendra, un cachet de spécificité peu contestable.

II. — Certes il est déjà bien étrange de voir la syphilis tertiaire affecter, par une sorte de retour sur elle-même, le type papuleux. Mais, *a fortiori*, il est tout à fait paradoxal, extraordinaire, incroyable, qu'elle puisse rebrousser chemin jusqu'à revenir aux formes les plus jeunes et les plus superficielles du secondarisme. Eh bien, cela a lieu cependant, comme nous en avons eu des preuves déjà, et cela se produit sur les organes génitaux comme ailleurs.

Ainsi, au cours de la période tertiaire on a vu des syphilides se constituer sur le gland ou la rainure sous forme de simples **taches érythémateuses** ou **érythémato-squameuses** (sans parler encore du type érosif qui nous occupera tout à l'heure). J'ai dans mes notes plusieurs cas bien étudiés et que je crois sûrement authentiques de lésions de cet ordre s'étant produites de la cinquième à la dixième année de la syphilis. En voici trois comme spécimens :

i. — Syphilis datant de *cinq* ans. — Syphilide du gland, papuleuse sur quelques points, mais sur d'autres absolument et exclusivement érythémateuse. Ainsi, au voisinage du méat urinaire, au niveau même de ce méat et sur le frein, existent quatre tachettes lenticulaires ou ovalaires, rosées, nettement délimitées de contour, ne faisant pas le moindre relief, n'offrant pas la moindre rénitence, constituées exclusivement par ceci : une teinte rouge foncé, tranchant sur la muqueuse, et, pour quelques-unes seulement, fine desquamation de surface. (A noter, comme témoignage de l'intérêt pratique qui se rattache à la question qui nous occupe pour l'instant, que ce malade était *à la veille même d'un mariage.*)

II. — Syphilis datant de *huit* ans. — Sur la surface dorsale du gland, trois taches érythémateuses et purement érythémateuses, rosées, non squamelleuses de surface, sèches (à cela près d'une seule qui se montre excoriée en un point), ovales, de la dimension d'une petite amande pour l'une et d'une lentille pour les deux autres. — Coïncidemment, syphilide papuleuse scrotale des plus évidentes.

III. — Ce troisième cas est presque copié sur le précédent. — Syphilis datant de *huit* ans. — Syphilide palmaire. — Syphilides scrotales, de forme papuleuse. — Sur le gland trois taches érythémateuses, exactement identiques à celles que je viens de décrire. — L'une de ces taches s'est érodée tout récemment.

Quelquefois, enfin, ces syphilides érythémateuses affectent, elles aussi, une configuration *circinée* qui les signale à l'attention. C'est ainsi, par exemple, que, sur un de mes malades, une de ces syphilides en forme de fer à cheval encadrait à moitié le méat urinaire.

MODALITÉS ÉROSIVES. — *LEURS DANGERS*

Si les lésions qui nous occupent restaient toujours *sèches* et, de ce fait, inoffensives (au moins suivant toute vraisemblance), elles n'auraient qu'un intérêt de curiosité clinique. Mais inutile de dire quels dangers elles comportent dès qu'elles deviennent érosives, suppurantes. Or, il n'est pas rare qu'elles deviennent érosives. Ainsi, pour une raison ou pour une autre, elles peuvent s'excorier, au moins partiellement. A preuve les deux derniers cas que je viens de vous citer. Dans l'un et l'autre, une syphilide érythémateuse du gland s'était en partie dénudée d'épithélium et présentait à découvert le derme muqueux. On conçoit aisément que des influences multiples et diverses puissent déterminer cette facile exfoliation de l'épithélium (adossement de surfaces, irritations d'ordre quelconque, froissements, déchirures dans le coït, etc.).

D'ailleurs et surtout, il est tout un groupe de ces syphilides

secondaires tardives qui, aux organes génitaux comme ailleurs,
se présentent originairement, primitivement, à l'état de lésions
humides et sécrétantes. Ce groupe est composé par les deux
types de syphilides dites *érosives* ou *papulo-érosives*, types
bien connus de tous et dont je n'ai qu'à vous rappeler très
sommairement les caractères.

I. — Le premier est constitué par de simples érosions der-
miques, aussi superficielles que possible ; — bien circonscrites
comme contours ; — petites et variant de l'étendue d'une lentille ou d'un pépin de poire à celle d'une amande, d'un haricot
ou d'une pièce de 20 centimes ; — fréquemment arrondies,
mais pouvant être ovalaires, allongées suivant le sens d'un
sillon muqueux (comme dans la rainure glando-préputiale,
par exemple), elliptiques, fissuraires, etc. ; — plates et sans
relief ; — d'une couleur rouge ou rougeâtre, qui n'est que
celle du derme dénudé ; — indolentes, aprurigineuses, et, de
ce fait, le plus souvent négligées et dédaignées par les malades
qui les considèrent comme d'insignifiants « boutons » ou de
vulgaires « herpès » ; — et susceptibles enfin de passer
inaperçues (toutes conditions, remarquez-le bien à l'avance,
messieurs, merveilleusement faites pour ne rendre ces lésions
que plus dangereuses au point de vue de la contagion).

Ces lésions ont deux sièges de prédilection, à savoir : la surface du gland et, plus encore, la rainure glando-préputiale.

II. — Le second type (type *papulo-érosif*) est identique au
premier, à la seule différence près d'un élément papuleux
surajouté ; c'est-à-dire que l'érosion dermique fait une légère
saillie, surélevée qu'elle est en plateau. — A remarquer au
reste que cette forme papuleuse est rare, très rare, par rapport
à la forme érosive, laquelle, — je ne sais pourquoi, — reste le
type à peu près exclusif de ces syphilides génitales secondaires
attardées dans la période tertiaire.

Ne négligeons pas de dire — et pour cause, — que cette
syphilide érosive génitale *n'ayant pas un seul caractère propre*
est souvent, par cela même, d'un diagnostic délicat, difficile,
voire impossible. Trois lésions surtout peuvent la simuler et
doivent en être soigneusement différenciées, à savoir : érosions
accidentelles, traumatiques, dérivant du coït ; — herpès ; — et
surtout érosions balanitiques. — Quelques mots à ce sujet
ne seront pas superflus, je crois.

1° Les érosions traumatiques, si communes aux organes génitaux, affectent parfois une physionomie très analogue à celle des syphilides érosives. Généralement, toutefois, elles s'en différencient par leur configuration non régulière, non arrondie, tout au contraire effilée, allongée, à la façon d'une rupture, d'une déchirure.

2° L'*herpès* est parfois un véritable sosie pour les syphilides érosives de cette région. Le plus souvent, néanmoins, il s'en distingue par les caractères suivants :

Vésiculation initiale en bouquet, avec ou sans vésicules aberrantes ;

Persistance possible, à sa période érosive, d'une ou de quelques vésicules en retard sur le gros de l'éruption primitive ;

Multiplicité possible de lésions, parfois presque caractéristique ;

Ténuité habituelle de certaines érosions isolées, dites miliaires, ne dépassant guère les dimensions d'une tête d'épingle ;

Et surtout, par-dessus tout, POLYCYCLISME et MICROCYCLISME de contour, signe précieux et souvent décisif sur lequel j'ai assez longuement insisté ailleurs pour n'avoir plus qu'à l'énoncer ici (1).

3° Les *érosions balanitiques* sont, elles aussi, merveilleusement faites pour simuler les érosions secondaires, comme

---

(1) Voy. *Traité de la syphilis*, t. I, p. 81. — « Examinez le contour d'une érosion herpétique, vous constaterez les deux particularités que voici :

« 1° Ce contour est tourmenté, sinueux, presque géographique, figurant çà et là des *segments de circonférence*. Généralement, on observe plusieurs de ces segments de circonférence (*polycyclisme*) ; parfois on n'en rencontre qu'un seul.

« 2° En second lieu, les segments arciformes qui profilent sur quelques points le contour de la lésion appartiennent tous à de *petites* circonférences (*microcyclisme*). Ils représentent, par exemple, ce que serait un segment de circonférence d'une tête d'épingle ou d'un grain de millet.

« Ces deux particularités, qu'on peut parfois percevoir avec de bons yeux, mais qui, en tout cas, n'échappent pas à la loupe, ne sont pas le fait du hasard. Elles relèvent, au contraire, d'un fait anatomique ; elles tiennent à l'essence même de la lésion, au mode suivant lequel se constitue l'érosion *composite* de l'herpès. Cette érosion, en effet, résulte de la fusion de plusieurs vésicules voisines formant ce qu'on appelle le bouquet d'herpès. Par coalescence ces vésicules composent l'érosion ; et, tout naturellement, leurs segments extérieurs se traduisent sur le contour de cette érosion par des tracés arciformes. De là, le polycyclisme ; de là aussi le microcyclisme, qui ne fait que traduire la ténuité des vésicules originelles.

« L'érosion herpétique doit donc à sa constitution même d'être une lésion à contour à la fois polycyclique et microcyclique. Or, comme aucune autre lésion n'a de raisons semblables pour affecter cette même configuration, il suit de là que la particularité en question appartient en propre à l'herpès et en constitue un indice qu'on peut qualifier, je crois, de *pathognomonique*. »

aussi pour être simulées par elles. Elles ne s'en différencient guère que par des nuances objectives, à savoir : en ce qu'elles sont généralement plus nombreuses ; — plus étendues de surface ; — plus irrégulières de forme, sinueuses et véritableface ; — plus irrégulières de forme, sinueuses et véritablement *géographiques* de contour ; — plus rouges, plus carminées. — Ajoutez qu'elles s'accompagnent d'une rougeur plus générale de toute la région et d'une suppuration plus abondante. C'est dire, en un mot, qu'elles sont de *type plus inflammatoire*.

*
* *

2° **Syphilides du scrotum.**

Venons aux localisations scrotales.

Je ne saurais vous en donner une meilleure idée qu'en vous présentant un malade actuel de nos salles. Voyez cet homme. Il porte sur le fourreau de la verge et sur toute l'étendue du scrotum une éruption qui, de par sa physionomie, s'impose pour une syphilide papuleuse, car il est des diagnostics qui ne se discutent pas et celui-ci certes est du nombre. Le scrotum est littéralement criblé d'une foule de papules (une quarantaine pour le moins), papules typiques, petites, lenticulaires, rouges, sèches, très finement squamelleuses pour quelques-unes, à peine saillantes, à peine rénitentes au toucher, etc. Ce sont bien là des papules, et non des tubercules ; ce sont bien là des papules secondaires, répondant au type connu de ce qu'on appelle couramment des plaques muqueuses. Si je vous disais que ces lésions sont le produit d'une syphilis datant de six mois, d'un an, de deux ans, vous trouveriez qu'elles sont en harmonie parfaite avec l'âge de la maladie. Eh bien ! elles sont le produit d'une syphilis qui remonte à *dix ans*, syphilis classique, indéniable, à antécédents précis. Voici donc le type de ce que je vous décris actuellement, à savoir : une MANIFESTATION DE TYPE SECONDAIRE ATTARDÉE DANS LE STADE TERTIAIRE.

Or, les accidents de ce genre ne sont pas rares à la région des bourses, où les appellent sans doute certaines conditions locales (chaleur et moiteur habituelles, adossement des parties au niveau de la cuisse, âcreté particulière de la sueur chez certains sujets, défaut de soins, etc.).

La *forme papuleuse* est celle qu'affectent là ces accidents pour la très grande majorité des cas.

Elle y est ou discrète ou confluente, comme aussi sèche ou humide.

Discrète, elle se compose d'un petit nombre (3, 5, 6, 7) de papules squameuses, lenticulaires, éparses sur le scrotum. Exemple : Sept de ces papules, de physionomie absolument secondaire, traduisaient, sur un de mes malades, une syphilis remontant à VINGT-DEUX ANS (22 ans, remarquez bien cette échéance, je vous prie). Le fait me parut tellement curieux que j'adressai le malade à un de mes collègues, qui me répondit : « Vous avez raison ; ce sont là d'admirables papules *secondaires* sur un vieux terrain *tertiaire*. »

Il se peut encore que la lésion soit *unique*. Comme exemple, je produirai le cas suivant, dans lequel une plaque unique, aussi incontestable, aussi typique que possible (lire l'observation pour s'en convaincre), se développa sur le scrotum à la *neuvième année* de l'infection.

X..., âgé de trente-six ans, se présente à ma consultation en août 1903, pour me demander un avis sur un « bouton » qui lui est survenu sur les bourses depuis quelques semaines et qui l'inquiète vivement en raison de sa ressemblance avec d'autres boutons qu'il a eus autrefois. Autrefois, c'est-à-dire il y a *neuf ans*, époque où il a contracté une syphilis pour laquelle il s'est fait traiter à l'hôpital Ricord. Cette syphilis s'est manifestée par la série des accidents suivants : chancre induré de la verge, puis roséole, croûtes du cuir chevelu, plaques buccales à maintes reprises, plaques érosives du scrotum, adénopathies, etc. La réapparition du bouton actuel l'étonne d'autant plus, ajoute-t-il, qu'il s'est « bien traité, très bien traité, pendant quatre ans, et qu'au delà même il s'est soumis chaque année à une cure par l'iodure de potassium ». Somme toute, d'après une comptabilité très bien tenue, qu'il me montre, il aurait pris depuis le début de sa syphilis 935 pilules mercurielles (pilules de Ricord ou pilules de Dupuytren), et 31 flacons d'iodure à 30 grammes chacun (total : 930 gr. d'iodure), sans parler « d'au moins mille litres de tisane de salsepareille ». Depuis un an, seulement, il a cessé toute médication.

Je l'examine et trouve sur lui deux manifestations indubitablement syphilitiques, à savoir :

1° Une *glossite dépapillante*, lisse, dont il ne m'avait pas parlé et dont il ne peut préciser l'origine ;

2° Sur le côté gauche du scrotum, une *syphilide papulo-érosive* aussi typique que possible, c'est-à-dire une lésion très nettement délimitée et circonscrite, très correctement circulaire, surélevée au-dessus des téguments d'environ 2 millimètres, érosive de surface et suppurante, très rouge (enflammée qu'elle est par le défaut de soins et le frottement sur la cuisse), légèrement prurigineuse, etc... C'est là, je le répète, un type, un modèle admirable de syphilide papulo-érosive tendant à passer au type hypertrophique. Impossible de s'y tromper.

Je prescris : pilules de protoiodure et traitement local consistant en ceci : bains, lotions fréquentes avec liqueur de Labarraque coupée d'eau, aspersions d'oxyde de zinc, ouate, suspensoir, etc.

Dix jours après, il ne reste plus qu'une tache blanc rosé sur les bourses. La lésion a disparu. — Très rapide guérison qui ajoute un témoignage confirmatif au diagnostic sus-énoncé, car on sait que le propre de ces syphilides papulo-érosives est de s'affaisser, de s'assécher et de se résorber, dès qu'on les traite, avec une étonnante facilité.

Inutile d'insister sur l'objectivité de telles lésions, car ce serait vous décrire à nouveau un type banal, connu de tous.

Confluente, l'éruption se compose, comme vous venez de le voir, d'un semis plus ou moins abondant de papules de même ordre. On en compte alors une quinzaine, une vingtaine, voire (mais c'est assez rare) une quarantaine, comme sur notre malade. — En général, leur nombre est en raison inverse de leur étendue.

Deux points réclament ici notre attention.

Le premier est relatif à la tendance vraiment particulière des syphilides scrotales à la *forme circinée*. C'est là pour elles (sans qu'on puisse en dire le pourquoi) une forme de prédilection ; aussi, très communément les voit-on dessiner, à la surface des bourses, des arcades, des croissants, des demi-lunes, des anneaux le plus souvent incomplets, voire des arceaux conjugués, etc. Or, l'on sait quelle valeur diagnostique se rattache à ces diverses configurations, qu'il faut toujours rechercher avec soin. — A noter au passage que ces configurations peuvent échapper à un examen superficiel, en raison de la corrugation et du retrait des parties. Elles ne sont perçues parfois que grâce à un déplissement mécanique des tuniques scrotales.

Quelques exemples, en raison de l'importance clinique de cette particularité.

i. — Syphilis datant de cinq ans. — Sur la face antérieure du scrotum, deux demi-lunes, bien constituées, offrant le diamètre d'une pièce de deux francs, papulo-squameuses.

ii. — Syphilis datant de cinq ans. — Syphilide scrotale de modalité papulo-squameuse, de configuration annulaire. Elle figure exactement une *bague*. — L'année suivante, récidive au même point d'une syphilide circinée, papulo-squameuse, constituant les deux tiers d'un anneau.

iii. — Syphilis datant de douze ans. — Syphilide scrotale papulo-squameuse, en arceaux conjugués, figurant exactement un oméga minuscule.

iv. — Syphilis datant de dix-sept ans. — Syphilide papulo-squameuse du scrotum, figurant un anneau incomplet. « — L'aspect, dit l'observation, en est aussi secondaire que possible. »

Second point, celui-ci d'importance tout à fait majeure : Les syphilides de cette région (en raison, sans doute, de conditions locales dont je parlais tout à l'heure) offrent une tendance très accusée à affecter soit d'emblée soit secondairement le type humide et sécrétant, c'est-à-dire à se transformer en véritables **plaques muqueuses.**

Et, en effet, à moins d'être traitées localement, les papules scrotales desquamées ont pour règle très habituelle d'aboutir, après un certain temps, à s'irriter, à s'enflammer, à prendre une physionomie eczémateuse qui a pu dérouter parfois le diagnostic (1), finalement à desquamer, à s'exfolier, à devenir humides, suintantes, bref à se transformer en plaques muqueuses aussi typiques et aussi irrécusables que possible.

De cela voici un bel exemple, fait en quelque sorte pour la démonstration. Un de mes clients, syphilitique depuis huit ans,

____

(1) Exemple : Un monsieur se présente à ma consultation, se disant affecté d'un « eczéma des bourses », qui dure depuis deux à trois mois et qui s'est montré rebelle jusqu'ici à divers traitements, notamment à un traitement arsenical. J'examine cette lésion, qui occupe presque tout le scrotum, et j'avoue que mon impression première est tout à fait favorable à ce diagnostic d'eczéma. Mais, inspectant les parties malades de plus près, en ayant soin (précaution à ne jamais négliger en pareil cas) de déplisser et de tendre les bourses, je reconnais, au milieu d'une nappe érythémato-érosive, des vestiges non douteux d'une éruption *circinée* en forme d'arceaux. Cela me donne un soupçon. J'interroge sur la syphilis, qu'avoue aussitôt le malade... Puis, poursuivant mes recherches, je trouve çà et là, sur les frontières de l'éruption, quelques papules qui me semblent bien spécifiques. — Bref, je prescris le traitement mercuriel, auquel cède bientôt et avec une rapidité significative ce prétendu eczéma, qui n'était qu'une syphilide à eczématisation artificielle.

se présente à moi affecté d'une syphilide papuleuse confluente qui criblait le scrotum. Or, sur toute la portion antérieure de l'organe les papules étaient sèches, absolument sèches et squamelleuses ; tandis qu'au contraire, sur le côté gauche, côté adossé à la cuisse, elles étaient exfoliées, excoriées et même formaient là, dans l'étendue d'une pièce d'un franc, un placard dénudé à la façon d'un vésicatoire, excorié, suintant, irrité, et de couleur rouge carmin. Ce placard était un type de plaque muqueuse papulo-érosive, telle qu'il est banal d'en rencontrer dans les premiers mois d'une syphilis.

Eh bien, — j'en viens au fait capital qui nous intéresse spécialement, — une telle lésion, une telle *plaque muqueuse* (appelons-la de son nom), bien qu'évoluant en pleine période tertiaire, conserve-t-elle la *contagiosité* qui lui est propre dans le stade secondaire? Je ne fais que poser la question pour l'instant, parce que nous aurons à la discuter bientôt.

Je terminerai ce paragraphe en ajoutant que ces syphilides scrotales sont *sujettes à récidives* au cours de l'étape tertiaire. Ainsi, un de mes clients, à ma connaissance et sous mes yeux, en a présenté trois poussées, à savoir : une première dans la huitième année de la syphilis ; — une seconde, identique de forme, six mois plus tard ; — et une troisième, beaucoup plus confluente, dans la dixième année de l'infection.

Cela dit, venons au point qui intéresse spécialement notre sujet.

ÉCHÉANCES D'APPARITION

A quelles échéances s'observent, dans le stade tertiaire, ces syphilides génitales attardées de forme secondaire?

Voici ce que me fournissent à cet égard 103 observations où cette question chronologique a pu être déterminée avec précision :

ÉCHÉANCES	SYPHILIDES de la verge	SYPHILIDES du scrotum	TOTAL
4ᵉ année (de la maladie)................	22 cas	8 cas	30 cas
5ᵉ — —	22 —	7 —	29 —
6ᵉ — —	7 —	4 —	11 —
7ᵉ — —	7 —		7 —
8ᵉ — —	3 —	1 —	4 —
9ᵉ — —	4 —	1 —	5 —
10ᵉ — —	5 —		5 —
11ᵉ — —	3 —		3 —
12ᵉ — —		3 —	3 —
13ᵉ — —	1 —		1 —
15ᵉ — —	1 —		1 —
17ᵉ — —		1 —	1 —
18ᵉ — —		1 —	1 —
22ᵉ — —		2 —(1)	2 —
	75	28	103

(1) Voici le résumé de ces deux observations, qui, sans doute, seront plus critiquées que d'autres.

Obs. I. — X..., âgé de quarante-sept ans. — Sujet bien constitué, sans tare héréditaire, sans antécédents d'affections cutanées, et de bonne santé habituelle. — Syphilis, il y a *vingt-deux ans*, constituée par un chancre induré de la verge avec bubon, roséole, papules disséminées sur le tronc et le front, syphilides buccales à diverses reprises, etc. — Traitement assez sérieux, ayant duré de deux à trois ans, dit le malade, par pilules mercurielles et iodure de potassium. Plus tard, iodure de potassium de temps à autre.

Pas d'autres accidents depuis le début de la maladie que « des irritations de la bouche », dérivant du tabac. A maintes reprises, érosions linguales ; puis leucoplasie.

Actuellement : leucoplasie linguale et génienne, très accusée ; — érosions linguales d'origine leucoplasique très probable.

A la face dorsale d'un avant-bras, placard éruptif, papulo-squameux, de configuration circinée, à contours polycycliques, rougeâtre, très légèrement infiltré de base, rappelant tout à fait l'aspect d'une syphilide et d'une syphilide secondaire.

Sur la face antérieure du scrotum, éruption papulo-squameuse assez confluente, constituée par une série de papules éparses, bien limitées, bien individualisées, comparables, comme étendue de surface, soit à de larges lentilles, soit à des confetti, nettement et correctement orbiculaires, à peine saillantes, à peine rénitentes de base, rougeâtres, finement squamelleuses. Cette lésion a tout à fait l'aspect de la syphilide papulo-squameuse lenticulaire. — Ce qui complète le diagnostic en ce sens, c'est l'existence, au sein de cette éruption, de deux éléments papuleux en segment de circonférence, et d'un troisième figurant un anneau presque complet. Bref, l'ensemble éruptif constitue très sûrement une syphilide.

Cette syphilide avait paru « tellement *jeune* » au médecin du malade, qu'il m'a adressé son client pour savoir de moi s'il n'était pas à supposer qu'elle fût le symptôme « non pas de l'ancienne infection remontant à vingt-deux ans, mais bien d'une infection consécutive, passée inaperçue ». J'examinai donc soigneusement le malade en ce sens ; mais rien ne me parut autoriser un soupçon de cet ordre.

Traitement mercuriel. — *Statu quo* pour les lésions de la bouche ; mais amendement et guérison rapide de la syphilide antibrachiale et de la syphilide du scrotum.

Obs. II. — X..., docteur en médecine. — Syphilis en 1877, diagnostiquée et traitée par M. Ricord. — Chancre induré de la verge avec adénopathies. Roséole. Plaques muqueuses de la bouche à diverses reprises. Adénopathies cervicales, etc. — Traitement suivi pendant deux ans environ. — Depuis lors, nul accident.

Quelques-uns des chiffres qui précèdent, je m'y attends bien, sembleront sujets à critiques et seront même contestés, tant ils sont invraisemblables (les deux derniers notamment). Moi-même je n'y aurais pas attaché foi il y a quelques années. Et aujourd'hui encore je n'aurais osé les produire, s'ils n'avaient pour pendants et pour garants d'autres chiffres semblables que nous avons rencontrés, — et en grand nombre, — dans les paragraphes précédents. Aux objections qui leur seront faites je n'ai et ne puis avoir qu'une seule réponse, à savoir; j'ai dit ce que j'ai vu, et je crois avoir bien vu ce que je viens de dire.

Je n'ai pas été le seul, au surplus, à observer de tels faits. Car, d'après un savant médecin de nos hôpitaux, le Dr Balzer, certaines manifestations de la période secondaire pourraient se rencontrer bien plus tardivement, voire à des termes « *extraordinaires* » de l'étape tertiaire. En particulier, précise mon éminent collègue et ami, « j'ai observé, à l'hôpital du Midi, deux malades qui ont eu des séries annuelles de syphilides papulo-érosives toujours localisées au scrotum et au fourreau de la verge, l'un depuis **douze ans** et l'autre depuis **dix-huit ans** » (1).

1. Syphilides génitales chez la femme.

Pourquoi le chapitre précédent, qui concerne l'homme, n'a-t-il pas son pendant chez la femme ? Comment peut-il se faire qu'après avoir recueilli, chez l'homme, 102 cas de syphilides génitales secondaires attardées dans le stade tertiaire, je n'aie

En 1899, éruption scrotale, « indéniablement syphilitique ». Très étonné de ce retour d'accidents, après plus de vingt ans d'accalmie absolue, notre confrère vient me montrer ladite éruption qui consiste exactement en sept papules lenticulaires éparses sur le scrotum. Ces papules ont absolument la physionomie syphilitique. Elles sont bien distinctes; — orbiculaires; — larges comme de grandes lentilles ; — rougeâtres ; — squamelleuses de surface pour la plupart ; — superficielles et sans rénitence vraie de base ; — indolentes, non prurigineuses, etc. — Sur le corps, rien. — Aucun antécédent de psoriasis, lichen ou autre affection cutanée.

Guérison rapide par pilules de Dupuytren.

Très intéressé par ce cas extraordinaire, j'adressai le malade à l'un de nos amis communs, dermatologiste distingué, qui me répondit textuellement ceci : « Vous avez cent fois raison. Ce sont là d'admirables papules *secondaires* sur un *vieux terrain tertiaire*. »

(1) *Traité de médecine et de thérapeutique*, publié sous la direction du Pr Brouardel, t. II, p. 477.

à mettre en parallèle avec un tel chiffre que 5 cas de même ordre observés chez la femme ? C'est à n'y rien comprendre, en vérité. Un si étrange contraste ne serait-il pas le résultat d'une erreur de fait, d'une « chance de série », que rectifiera une enquête ultérieure ? Ou bien les accidents en question resteraient-ils méconnus chez la femme en raison de leur bénignité même, en raison de la répugnance qu'ont toutes les femmes à se faire examiner, ou pour tout autre motif ? De tout cela je ne puis rien dire, et me bornerai donc à enregistrer ce résultat sans l'interpréter.

Comme exemple, voici trois des cas qu'il m'a été donné d'observer :

1° Sur une femme à la *cinquième année* de la syphilis, syphilide vulvaire érosive de forme circinée, décrivant les deux tiers d'une circonférence, et tout à fait indéniable de par cette configuration spéciale.

2° Sur une femme infectée de syphilis depuis *sept ans*, syphilide papulo-érosive de la vulve, en même temps que syphilide érosive de la langue.

3° Mme X... vingt-sept ans. — Il y a neuf ans, syphilide diagnostiquée par M. Ricord et traitée par lui pendant deux ans. — (Chancre vulvaire ; roséole, érosions buccales, adénopathies cervicales, alopécie.) — Depuis lors, nul traitement. — De temps à autre, quelques « boutons » (?) sur le corps.

Au cours de la *neuvième année*, j'observe sur Mme X... divers accidents incontestables de syphilis secondaire, à savoir : syphilide papulo-croûtelleuse à l'oreille gauche ; — quelques papules squamelleuses éparses sur le corps (cuisse, tronc, coude), d'aspect nettement spécifique ; — syphilide papuleuse sèche des grandes lèvres ; sur deux points, ces papules sont devenues humides et suintantes. — Vaginite.

Soit dit à l'avance, c'est, très sûrement, par ces papules vulvaires que fut contagionné à cette époque un jeune homme qui avait rapport avec Mme X... depuis cinq mois, et cela « sans lui avoir fait la moindre infidélité ». Je le vis affecté d'un chancre induré typique de la rainure, chancre qui fut suivi d'accidents classiques de syphilis constitutionnelle. — Nous reviendrons bientôt sur cette observation.

De même, M. le Dr Sarda a recueilli dans le service de M. le Dr Audry une intéressante observation relative à une femme qui, dans la *septième année* de sa syphilis, fut prise d'une

Syphilis secondaire.   9

poussée secondaire assez intense, caractérisée par les divers, accidents que voici : syphilide polymorphe (roséolique et psoria-siforme), plaques muqueuses tout à fait typiques de la gorge, *larges plaques muqueuses hypertrophiques des grandes lèvres*(1).

2. Syphilides périgénitales et périanales.

Finalement, des lésions semblables, voire identiques à celles que nous venons d'étudier sur les organes sexuels ont été plusieurs fois observées sur les régions périgénitales et même périanales. J'en compte 7 cas dans mes notes, relatifs à des syphilides de modalité tout à fait secondaire ayant fait leur entrée en scène à des termes divers du stade tertiaire, à savoir :

4 fois au cours de la 4e année ;
1   —   —   5e   —
1   —   —   6e   —
1   —   —   10e —

Ces lésions avaient pour siège la face interne et supérieure des cuisses, le périnée et le pourtour de l'anus.

Elles consistaient en des syphilides secondaires du type papu-leux ou papulo-érosif. — J'en citerai un cas comme spécimen :

Un jeune homme prend la syphilis à vingt-quatre ans. — Chancre induré, roséole, alopécie légère, plaques muqueuses labiales à diverses reprises. Il se traite pendant trois mois, exactement. Toute lésion disparaît, et pendant dix ans rien autre ne se produit. — Puis, à ce terme, c'est-à-dire au cours de la *dixième année*, explosion soudaine d'accidents incontestablement spécifiques, constitués : 1° à la bouche, par des syphilides linguales aussi typiques que possible ; — 2° à la région périanale, par des syphilides papulo-érosives, toutes de forme papulo-lenticulaire, à l'exception d'une seule qui, au voisinage de l'anus, décrit une demi-couronne du diamètre d'une pièce de cinq francs. — Traitement mercuriel par pilules de pro-toiodure ; quinze jours plus tard, disparition complète des accidents. — Nul accident depuis lors.

Il y a plus. M. le Dr Barbe a relaté le cas d'un malade qui, dans la *vingtième année* d'une syphilis bien authentique, pré-

____

(1) *Journ. des mal. cutan. et syph.*, 1900, p. 86.

senta autour de l'anus « une éruption de plaques muqueuses hypertrophiques, qu'il était impossible de confondre avec des hémorroïdes fluentes ». Ces plaques furent vues par M. le Dr Gaucher qui confirma absolument le diagnostic porté par M. Barbe (1).

ANOMALIES D'ÉVOLUTION DANS LA MARCHE

Le propre de toutes les manifestations que nous venons d'étudier étant de n'entrer en scène qu'à des stades plus ou moins avancés de la période tertiaire, de là résulte nécessairement la possibilité d'anomalies d'*évolution relative* entre elles et les vraies manifestations tertiaires. Vous allez me comprendre.

Il se peut, en effet, que ces manifestations de modalité secondaire se produisent d'une façon *contemporaine* avec tel ou tel accident d'ordre tertiaire.

Et il se peut aussi que ces manifestations secondaires n'entrent en scène qu'*après* une ou plusieurs invasions d'accidents tertiaires.

Dans le premier cas, donc, on observe côte à côte, au même moment, des manifestations secondaires et des manifestations tertiaires.

Dans le deuxième, des manifestations de la période secondaire font suite à des manifestations de la période tertiaire.

Dans l'un et l'autre cas, quel désordre, quelle anarchie, quels anachronismes ! Quoi ! Contemporanéité possible d'accidents secondaires et d'accidents tertiaires ! Quoi ! Inversion possible des stades secondaire et tertiaire, celui-ci préludant à celui-là ! Mais c'est le monde renversé. Et, avec un tel désagencement des périodes morbides, que devient la fameuse réputation de la syphilis, « maladie méthodique, nous disait-on jadis, compassée même d'évolution, soumise, quant à la succession de ses accidents et de ses périodes, à une véritable *discipline* chronologique » ?

Eh bien, oui, toutes ces irrégularités sont possibles et constituent autant d'exceptions à ce qu'on peut appeler l'évolution normale, classique, de la maladie. A preuve les quelques cas suivants, que je vous citerai comme exemples :

(1) *Annal. de dermat. et syph.*, 1898, p. 179.

Un de mes malades, à la quatrième année de sa syphilis, présentait simultanément, d'une part, des syphilides linguales de modalité aussi superficielle, aussi secondaire que possible, et, d'autre part, un sarcocèle et une gomme sous-cutanée de la cuisse ;

Un second, à la cinquième année : une syphilide plantaire, de modalité tout à fait secondaire, et une syphilide tuberculo-croûteuse disséminée ;

Un troisième, à la neuvième année : des accidents de glossite secondaire et une syphilide plantaire tuberculo-ulcéreuse ;

Un quatrième, à la onzième année : une syphilide très superficielle, papulo-croûtelleuse du cuir chevelu, des syphilides érosives de la langue, et une gomme ulcérée de la jambe ;

Un cinquième, à la douzième année : une syphilide plantaire très superficielle, à peine papulo-érythémateuse, et, d'autre part, trois gros accidents tertiaires, à savoir : exostose radiale ; — syphilides tuberculo-crustacées des régions métatarsiennes ; — et syphilides gommeuses ulcérées du prépuce ;

Sur un sixième, contraste plus étrange encore : syphilide palmaire superficielle, érythémato-squamelleuse, en coïncidence avec une syphilis cérébrale, cela à la quatorzième année de l'infection.

Enfin, j'ai vu cinq fois s'ajouter à la symptomatologie de tabes bien confirmés, de la douzième année à la dix-neuvième année de l'infection, des manifestations de modalité absolument secondaire, telles que : syphilide palmaire superficielle ; — syphilide plantaire de même type ; — syphilides linguales ; — glossites dépapillantes.

Voilà pour la contemporanéité. Venons à l'*inversion*. Ici encore les cas abondent. Exemples :

Une de mes clientes a présenté une syphilide dépapillante de la langue un an après avoir été affectée d'une gomme typique du voile palatin ;

Une autre, à la septième année de sa maladie, fut affectée de sept gommes ; — puis, deux ans plus tard, présenta une éruption papuleuse discrète, absolument secondaire d'aspect ;

Sur un troisième malade j'ai observé ceci : syphilide tuberculeuse et gomme de la verge à la septième année de l'infection ; — puis, l'année suivante, syphilide dépapillante de la langue et syphilide papulo-squameuse des bourses ;

Sur un quatrième : exostose (sixième année), puis syphilide linguale dépapillante (septième année);

Sur un cinquième : glossite dépapillante (dixième année), après gomme à la sixième année;

Sur un sixième : syphilide plantaire superficielle, trois ans après une poussée consistant en syphilide tuberculeuse, gomme et exostose ;

Sur une dizaine de malades : syphilide palmaire ou plantaire après divers accidents tertiaires (syphilides tuberculeuses, gommes, périostoses, exostoses, hémiplégie, etc.) ;

Pour un nombre supérieur encore : syphilides linguales de modalité secondaire à la suite d'accidents divers de tertiarisme.

Et ainsi de suite.

En sorte que de telles syphilis semblent passer du stade tertiaire au stade secondaire, revenir sur leurs pas, remonter à leur source. On aurait presque le droit de les qualifier du nom de *syphilides rétrogrades*. Je me souviens qu'un de nos confrères, affecté pour son compte d'un cas de cet ordre, me disait un jour : « Alors, cher maître, voici ma syphilis qui se met à *rajeunir*. — Tout au moins elle en a l'air, lui répondis-je. »

On va me dire : « Mais alors tout est donc changé? La syphilis n'est-elle donc plus ce que Ricord la décrivait, comme un type de maladie coordonnée, disciplinée, méthodique, presque rigoureusement similaire d'un sujet à un autre? N'est-elle plus soumise à ces règles d'évolution auxquelles on appliquait même le nom de *lois* (1)? Bref, une révolution s'est-elle donc faite dans son empire? » — N'en croyez rien. La vérité est ceci, qu'à côté de ces grandes lois, de ces lois quasi générales qui n'ont pas bougé, qui sont restées et resteront immuables, parce qu'elles avaient été trop bien étudiées pour être sujettes à revision, il est aussi des *anomalies*, des *exceptions* qu'une étude plus approfondie du sujet a rendues plus nombreuses et plus importantes qu'on ne les supposait autrefois. Or, la science actuelle doit en tenir compte, et ce sont elles précisément qui se trouvent en cause pour l'instant. Ce sont elles que nous étudions à présent et dont la plus essentielle me reste à signaler.

(1) V. mes *Leçons cliniques sur la syphilis étudiée plus particulièrement chez la femme*, 1881 ; — et mon *Traité de la syphilis*, t. I.

CONTAGIONS SYPHILITIQUES
DÉRIVANT
DE SYPHILIS SECONDAIRES TARDIVES

J'en ai fini, messieurs, avec l'exposé et l'énumération que j'avais à vous faire. Vous venez de voir que, sur la plupart des systèmes organiques, la syphilis peut se traduire à son étape tertiaire par des manifestations de modalité toute secondaire.

Reste maintenant à tirer de là les déductions, les conclusions les enseignements que comporte un fait de cette importance.

D'abord, *quel intérêt* se rattache à ce fait?

Cet intérêt, il est considérable, énorme. Car il n'est autre que ceci : contagiosité syphilitique débordant sur l'étape tertiaire, s'y étalant, s'y prorogeant.

Nécessairement la syphilis secondaire tardive a pour corollaire, pour conséquence, la contagion syphilitique tardive, j'entends s'exerçant à échéance anormalament distante du début morbide. Cela va de soi. Et, en effet, *la contagiosité paraît bien être fonction de la lésion, indépendamment de l'échéance chronologique de cette lésion.* C'est ce qu'ont déjà dit plusieurs observateurs, notamment le Pr Tarnowsky et son élève Tchistiakoff : «... Les accidents secondaires sont contagieux, quelle que soit la date de leur apparition sur la scène de la syphilis.» Pourquoi une plaque muqueuse, que tout le monde considère à bon droit comme contagieuse à la première, à la seconde ou à la troisième année de la maladie, ne serait-elle pas contagieuse à la quatrième, à la cinquième, à la huitième, à la dixième, si elle peut faire invasion à ces divers termes en tant que plaque muqueuse? Lamentable conclusion, certes, en ce qui concerne le pronostic **social** de la maladie ; mais conclusion inéluctable, semble-t-il, de par les règles de la logique.

Or, en est-il ainsi? Car, en clinique, il n'est rien à accepter que d'après les résultats de l'observation. Eh bien ! malheureusement, très malheureusement, oui, il en est ainsi ; c'est-à-dire que les accidents secondaires qui apparaissent tardivement, en pleine période tertiaire, conservent, à cette échéance anormale, la contagiosité qui leur est inhérente à une époque jeune de la maladie. De cela, il me reste à établir la démonstration, et ce sera chose facile.

Opinions en cours sur la durée de la contagiosité syphilitique.

Mais, au préalable, deux mots sur l'état actuel des esprits relativement au sujet dont nous allons parler.

L'opinion publique est-elle faite sur la *durée* de la contagiosité syphilitique par accidents secondaires ? Nullement, puis-je affirmer, pour l'avoir consultée en la personne de nombre de mes confrères. Vaguement elle se contente de généralités, en admettant que cette durée doit avoir pour égale la durée même de ces accidents, et elle s'en tient là.

Au surplus, comment serait-elle fixée sur ce point spécial plus que ne le sont les spécialistes ? En 1896, au Congrès de Londres, quatre de nos éminents collègues, chargés de rapports sur la question de « la durée de la période contagieuse dans la syphilis », n'ont pu se mettre d'accord à ce sujet, voire ont produit les opinions les plus diverses. Ainsi :

N. le Pr Lassar (de Berlin) eut la courageuse franchise de déclarer la question encore insoluble et de terminer son rapport par ce mot significatif : « *Ignoramus* ».

M le Pr Campana (d'Italie) ne fournit pas de plus vives lumères en produisant un argument histologique d'après lequel « la durée de la contagiosité syphilitique serait en relation avec celle de l'irritation vasculaire inflammatoire ». Pour lui, les manifestations papuleuses exsudatives seraient très certainement contagieuses, en sécrétant des produits inoculables, et il ne serait pas impossible, pour une raison de même ordre, que les lésions gommeuses le fussent également dans es tout premiers temps de leur formation.

Deux autres rapporteurs, il est vrai, firent des déclarations plus explicites. D'abord, mon très honoré et cher collègue, le D⁣r J. Hutchinson, après avoir insisté sur les difficultés, les obscurités du sujet et les nombreuses causes d'erreur qui en sont inséparables, aboutit à dire comme conclusion : «... que la contagiosité de la syphilis *semble être restreinte au stade secondaire*, et que ce stade secondaire qui prend fin, pour la majorité des cas, entre six et neuf mois ne saurait que, par exceptions des plus rares, se prolonger davantage, sans excéder comme terme extrême la durée de deux ans... ». — « Si un homme, ajoute-t-il comme commentaire, communique la syphilis à sa femme ou à sa descendance, c'est qu'assurément il a eu la syphilis dans les deux années qui précèdent (1). Je ne prétends pas cependant nier la possibilité d'exceptions à cette règle... Quant à la contagiosité indéfinie de la syphilis et

(1) Les textes doivent être cités :
«... Its periode of contagiousness appears to be restricted to the secondary stage, and that stage, whilst it *ends in the majority within six or nine months*, has, at the longest, or at any rate with the very rarest exceptions, a *duration not exceeding two years*. If a man communicates syphilis to his wife or offspring, it may be assumed that he has had the disease withing two years... I must beg to be understood that I by no means deny the possibility of exceptions. » (*Third internat. Congress of dermatology*, Londres, 1898.)

De même, dix ans auparavant, un auteur américain, Otis, professeur de vénéréologie au Collège de médecine et de chirurgie de New-York, écrivait ceci: « Pour ma part, je n'ai jamais vu de lésions indubitablement secondaires au delà de la deuxième année de l'infection... J'ai bien observé des syphilides papuleuses deux ou trois ans après le chancre, mais j'ai toujours considéré ces manifestations comme une conséquence des lésions subies par les canaux lymphatiques au cours de la période active de la maladie... J'ai vu fréquemment aussi des lésions de la langue (taches perlées, érosions, ulcérations, fissures, etc.) de la deuxième à la douzième année ; mais ce ne sont là que des séquelles de plaques muqueuses, et de tels accidents, même dans les contacts les plus intimes, n'ont jamais transmis la syphilis. Je n'hésite donc pas à conclure *que ces séquelles de syphilis, survenant trois ans, au plus, au delà de l'infection, ne contiennent pas le germe contagieux de la maladie et sont incapables de communiquer la syphilis.* » (On the limitation of the contagious stage of syphilis, *Journ. of cutan. and venereal diseases*, 1886.)

L'opinion du P⁣r Otis a été vivement combattue à la Société médicale de New-York. On lui a objecté qu'il était encore impossible de préciser la durée de la transmissibilité syphilitique, et que, si en général la faculté de transmission contagieuse ou héréditaire cessait au bout de trois ou quatre années, il était d'autres cas, parfaitement authentiques, démontrant qu'*après cinq ou six ans, ou même plus longtemps encore*, la contagion directe ou la transmission héréditaire peuvent se produire.

Pour le D⁣r Taylor « la clef de cette question serait dans le traitement » Dans 99 cas pour 100, une syphilis prise de bonne heure et traitée énergiquement perdrait toute puissance contagieuse au bout de deux ans ou deux ans et demi. — Il n'en ajoute pas moins « qu'une syphilide papuleuse peut malgré tout se développer à la cinquième ou la sixième année et que des lésions tertiaires précoces peuvent être contagieuses. Mais ce seraient là des cas exceptionnels. » (Février 1887.)

quant à la contagiosité de l'étape tertiaire, je ne puis y ajouter foi... »

Tout autres, bien opposées même, furent les conclusions du quatrième rapporteur, le Dr Feulard, mon ancien chef de clinique. Celui-ci, jeune encore, eut le bon esprit d'en appeler à l'expérience d'autrui et institua en ce sens une véritable enquête sur la question. Réunissant de la sorte de nombreuses observations qui lui furent fournies et par ses maîtres et par ses collègues et par moi, il aboutit à présenter au Congrès une étude fortement documentée, très judicieuse, très intéressante, qui eut (je ne crois pas que l'amitié m'aveugle) un grand succès. Bien que modestement présentées et avec toutes réserves, ses conclusions n'en furent pas moins très remarquées. Les voici, sommairement :

« Il est impossible, quant à présent, de donner à la durée de la période contagieuse de la syphilis des limites fixes.

« ... On peut considérer comme répondant à l'immense majorité des faits l'opinion courante qui estime *entre trois et quatre années* le temps pendant lequel apparaissent et récidivent dans les conditions habituelles les accidents manifestement contagieux (syphilides des muqueuses, par exemple).

« D'autre part, un certain nombre de faits avérés prouvent que la transmission de la syphilis peut se faire au delà du délai communément accepté, après *six ans*, après *dix ans*, et même davantage.

« ... Il semble, enfin, que l'on puisse incriminer les syphilides tertiaires comme origine possible de contagions syphilitiques. »

Enfin, dans la discussion qui suivit, au Congrès, la lecture de ces rapports, l'éminent professeur Tarnowski (de Saint-Pétersbourg) intervint pour présenter une statistique émanant de sa pratique personnelle. De cette statistique il résultait que :

Sur 1.000 de ses malades :
802 avaient présenté des symptômes secondaires « condyloma-
     teux » de la 1re à la 5e année de la maladie ;
167 avaient présenté de mêmes accidents au delà de la 5e année ;
  26   —   —   — 10e —
   5   —   —   — 15e —
  <u>   </u>
1.000

Il ajoutait que, « dans 14 de ces cas, la virulence condylomateuse tardive avait pu être démontrée par confrontation, et que l'*infection se produisit après* 5, 6, 9, 10, *et, pour un cas, 15 ans aprés l'accident primaire* ».

Donc, concluait-il, *la contagion peut se transmettre tant que les symptômes secondaires existent*, quelle que soit la date de leur apparition après le chancre. Le nombre d'années écoulées depuis l'infection première ne peut, en soi, avoir d'influence à cet égard.

Depuis le Congrès de Londres, la question n'a plus eu, que je sache, les honneurs d'une discussion publique. Et j'en aurai fini, je crois, avec la bibliographie qui la concerne en citant quelques publications plus récentes, à savoir :

1° Un estimable travail du Dr Tarassévitch, ayant pour titre : *Contagiosité syphilitique tardive, contagiosité tertiaire* (1). Cette étude, basée sur un grand nombre d'observations, est consacrée à la défense des idées nouvelles sur la contagiosité syphilitique tardive. L'auteur croit à l'authenticité des contagions s'exerçant dans des étapes avancées, voire très avancées de la maladie, et cela du fait soit d'accidents secondaires attardés dans la période tertiaire, soit même de lésions tertiaires.

2° Une note insérée par le professeur Neumann (de Vienne) dans le *Wiener medizinische Presse* (janvier 1899), relativement à la contagiosité des produits syphilitiques. D'après l'auteur, la contagiosité de la syphilis s'éteindrait, après un traitement correct, à terme de trois ou quatre ans, c'est-à-dire avec la période secondaire. « Toutefois *elle pourrait se prolonger bien au delà* par le fait de la persistance d'accidents secondaires. On voit, en effet, parfois des lésions secondaires contagieuses se produire *cinq à dix ans* après l'infection, et même (mais beaucoup plus rarement) au delà de la *vingtième année*... Ces lésions tardives, ultra-tardives, ont la bouche pour siège de prédilection et sont bien plus rares sur la muqueuse génitale. Elles consistent en *érosions* qui affectent la muqueuse de la bouche ou de la langue, spécialement chez les fumeurs et les buveurs. »

3° Dans une intéressante leçon, le Dr Filaretopoulo (d'Athènes) reconnaît que les observations de contagion tardive de syphilis « vont se multipliant de jour en jour et ébranlent l'opinion généralement admise d'après laquelle quatre années sont le

(1) Thèse de Paris, 1897.

maximum du terme au delà duquel la syphilis cesse d'être contagieuse ». Il cite quatre observations personnelles où des syphilides buccales de forme tout à fait secondaire se sont produites au cours de la *quatrième*, de la *sixième*, de la *dixième*, et même de la *douzième* année de la maladie.

4° De même le Dr Bourges, dans son *Hygiène du syphilitique* (1897), et le Dr Audry, dans son *Précis élémentaire des maladies vénériennes* (1901), expriment l'opinion que, si la durée de la contagiosité syphilitique ne dépasse pas, pour l'immense majorité des cas, la troisième ou la quatrième année, elle peut exceptionnellement s'étendre bien au delà, sans qu'on puisse établir de limite absolue. « Des syphilitiques, dit M. Audry, ont été contagieux *huit* et *dix* ans après leur chancre sans doute par l'intermédiaire d'accidents identiques à des efflorescences précoces, secondaires... En pratique vulgaire, la période dangereuse n'excède pas deux ou trois années ; mais il existe à cela des exceptions assez nombreuses. »

Inversement, le Dr Fourcade, ancien externe des hôpitaux de Lyon, élève de M. Augagneur, vient d'attaquer vivement dans sa thèse inaugurale (1) la doctrine des contagions tardives. Après avoir institué la critique d'un certain nombre d'observations qui s'y rapportent, il affirme « qu'il n'en subsiste rien » et que toutes ces observations sont autant d'erreurs « puériles, enfantines », seulement explicables par la méconnaissance des réinfections syphilitiques, ou par une crédulité « sentimentale » dans la vertu des femmes. Quant à lui, tout au contraire, de 59 observations personnelles il conclut en toute assurance que, même chez des prostituées alcooliques et mal soignées, la durée des manifestations secondaires contagieuses ne dépasse pas deux ans (!). — Puis, il me prend à partie, me reproche de croire à une « durée illimitée » (!) de la contagiosité syphilitique, et m'accuse même d'avoir fait cette découverte « non sans une certaine joie » (p.19), bien qu'il daigne m'accorder — ce qui fait contraste — « une conscience parfaitement honnête » (p. 18), etc. — N'insistons pas.

Et voilà, messieurs, quel est l'état actuel des esprits sur la question.

Somme toute, comme opinion prédominante, vaguement on

(1) *Durée de la contagiosité syphilitique.* Thèse de Lyon, 1903.

établit une sorte d'équation entre la durée de la contagiosité syphilitique et la durée des accidents secondaires. Mais quelle est la durée des accidents secondaires possiblement contagieux! Vaguement encore on la fixe entre deux, trois et quatre ans, tout en concédant qu'on l'a vue dépasser ce terme.

Mais, enfin, si elle peut dépasser ce terme, est-ce d'une façon *exceptionnelle*, ou seulement *rare*, ou seulement *peu commune* ? Cela, on l'ignore, on n'en dit rien.

Voyons maintenant si des observations récemment acquises il est possible de tirer un peu plus de précision.

CONTAGIONS ISSUES DE LÉSIONS
SECONDAIRES TARDIVES

Eh bien, oui, bien sûrement, **des contagions syphilitiques peuvent dériver de lésions secondaires évoluant dans le stade tertiaire.** C'est là un fait actuellement certain pour nombre d'observateurs et pour moi. C'est là un fait que j'ai scruté, étudié de vieille date, sur lequel j'ai réuni nombre de documents, et dont je crois pouvoir affirmer l'authenticité absolue, indéniable.

La démonstration en a été édifiée en plusieurs temps, si je puis ainsi parler, et cela de la façon que voici :

Tout d'abord, on s'est aperçu, — et non sans étonnement, — que certaines syphilis peuvent devenir dangereuses pour autrui, c'est-à-dire contagieuses, à termes plus ou moins avancés de leur évolution, par exemple dans leur cinquième, huitième, dixième année et même au delà. C'est ainsi que, dans les ménages, on a observé maintes fois le fait curieux d'un mari syphilitique qui, après être resté inoffensif pour sa femme pendant une ou quelques années, aboutit plus tard à la contagionner.

Dans un second temps, on a recherché quel est, dans les cas de cet ordre, l'*intermédiaire de la contagion*, c'est-à-dire quel est l'accident de vieille syphilis qui transmet le contage. Et, non sans un nouvel étonnement, on a vu que, sinon toujours, au moins pour la très grande majorité des cas, cet accident n'est autre qu'une lésion de modalité secondaire, une plaque muqueuse, par exemple, attardée dans la période tertiaire.

Finalement, dans un troisième temps, qui est l'époque actuelle, on s'est occupé, on s'occupe, comme l'on s'occupera longtemps encore sans nul doute, de résoudre un dernier problème, à savoir : *Jusqu'à quel terme les contagions de cet ordre s'observent-elles ?* La contagiosité s'épuise-t-elle à un terme quelconque de l'évolution morbide, ou bien se continue-t-elle tant que peuvent se produire des accidents de modalité secondaire ?

Voyons ce que nous savons sur ces divers points.

*
* *

I. — Authenticité de cet ordre de contagions.

Tout d'abord, que la contagion puisse s'exercer à terme tardif (quatrième, sixième, dixième année, comme exemples) par le fait de lésions n'ayant rien de tertiaire, c'est là un premier point qui n'est plus discutable, qui n'est même plus discuté aujourd'hui. Il a été constaté par nombre d'observateurs ; il est attesté par des faits authentiques, tels que les trois suivants que je produirai comme spécimens.

Un jeune homme contracte la syphilis et s'en traite assez bien. Mais, incorrigible fumeur, il en conserve une prédisposition à ce qu'il appelle des « échauffements de la bouche ». Néanmoins il se marie dans la *quatrième* année de sa maladie. Je le vois seulement après son mariage, justement effrayé qu'il est par de nouvelles « poussées vers la bouche », poussées consistant en ceci : érosions sur les bords de la langue, petites, minimes même quelquefois, et plaques dépapillantes sur le plateau dorsal de l'organe. Ces poussées vont se répétant et se rapprochant de plus en plus, parce qu'en dépit de tous mes avertissements le malade continue à fumer. Je l'adjure de cesser de fumer, en lui prédisant qu'un jour ou l'autre il contaminera sa jeune femme, forcément, nécessairement, et cela d'autant qu'il l'embrasse fréquemment sur la bouche ». Dix-huit mois cependant se passent sans que ma prophétie s'accomplisse. Puis, un jour il arrive chez moi, désolé, m'amenant sa femme sur laquelle je constate un chancre induré de la lèvre inférieure. — La syphilis du mari, à cette époque, datait exactement de *six ans et quatre mois*.

Second cas, emprunté à M. le Dr Barthélemy :

M. X... contracte la syphilis en juin 1884. Il s'en traite méthodiquement les trois premières années. Néanmoins il reste sujet à de légères manifestations fréquemment récidivantes. Après un nouveau traitement, il se marie en juillet 1891. — Or, quatre mois ne s'écoulent pas sans que la jeune femme soit contagionnée. Dès novembre, en effet, M. Barthélemy la trouve affectée d'un chancre vulvaire typique avec adénopathie inguinale, chancre qui fut bientôt suivi de manifestations constitutionnelles. — Or, à l'époque même où éclata la syphilis sur cette dame, M. le Dr Barthélemy constatait derechef sur le mari de nouveaux accidents, à savoir : fissures linguales « indubitablement spécifiques », et syphilides scrotales. — L'infection du mari datait, à cette époque, de sept ans.

Troisième cas dont je vous ai déjà entretenu incidemment (1): Un jeune homme vient me consulter pour une syphilis naissante, à savoir: chancre érosif du gland, bien sûrement syphilitique, datant de deux mois environ ; double adénopathie inguinale ; et roséole. Il affirme énergiquement n'avoir eu rapport depuis plus de cinq mois qu'avec une seule femme.

Le lendemain, cette femme m'est amenée, et je la trouve en pleine évolution de syphilis à modalité secondaire. Elle me raconte, sans se faire prier, qu'elle est syphilitique depuis *neuf ans*, qu'elle a été traitée pendant deux ans par M. Ricord, dont elle me montre plusieurs ordonnances. De plus, il y a quinze mois, elle est accouchée d'un enfant qui est mort à six semaines en plein état de syphilis. Enfin, elle est sous le coup, depuis quelques mois, d'une poussée syphilitique nouvelle.

Une remarque d'ordre général et une statistique serviront encore de confirmation aux faits qui précèdent.

Tout naturellement, les observations du genre de celles qui nous intéressent pour l'instant ont été cherchées — et trouvées quelquefois, — dans les milieux et dans les conditions sociales où elles présentent le plus de garanties, à savoir dans les *ménages* et surtout les ménages réguliers. Or, on a remarqué de vieille date que, dans le mariage, si les contagions dérivant de syphilis tardives se rencontrent le plus souvent au cours des premiers mois qui suivent les noces, il n'est pas très rare cependant d'en constater à beaucoup plus longs termes, à

____

(1) Voy. page 120.

échéances beaucoup plus tardives, par exemple deux, trois, quatre, cinq, six, sept ans plus tard.

La statistique s'est même prononcée sur ce point. Prenons les chiffres cités par le Dr Tarassévitch dans son intéressante thèse sur la contagiosité syphilitique tardive (1). « Le temps, dit-il, qui s'écoule entre le mariage (ou l'union illégitime qui tient lieu de mariage) et la contamination de l'épouse ne dépasse pas, en général, quelques mois... Toutefois, dans 9 des observations que j'ai relatées, la femme a été contagionnée après un temps beaucoup plus long, à savoir : après *plusieurs années*, quelquefois même après la naissance d'un ou de plusieurs enfants bien portants ; ce qui s'explique presque toujours par une réapparition de la syphilis chez le mari, réapparition survenant après une trêve plus ou moins longue. »

Voici, au reste, les chiffres produits dans son travail :

Échéances de la contamination de la femme après le mariage :

Après quelques mois	23 cas.
A 8 mois	1 —
Au cours de la 1re année	2 —
— 2e —	2 —
— 3e —	1 —
— 4e —	1 —
Après plusieurs années	1 —
Au cours de la 7e année	1 —
	32

C'est-à-dire :

Sur 32 cas, 26 au cours de la première année, contre six échelonnés de la seconde à la septième.

*
* *

II. — De quelles lésions procèdent ces contagions tardives ?

Une fois constatée la possibilité de ces contagions tardives, on a voulu naturellement aller plus loin, et l'on s'est dit tour à tour : « Comment se font ces contagions ? — De quoi dérivent-elles ? — Quelle est la lésion qui leur sert d'intermédiaire, — c'est-à-dire quel est le *symptôme transmetteur* qui

____

(1) Thèse de Paris, 1897.

constitue le substratum du contage entre sujet contaminant et sujet contaminé ? » On a donc institué des recherches en ce sens, et cela d'après la méthode féconde *des confrontations*, méthode qui autrefois permit à Bassereau de démontrer le dualisme chancreux, et que, par un juste hommage à ce savant, il serait bien légitime d'appeler *méthode de Bassereau*.

Or, alors qu'en l'espèce on a mis en œuvre ce procédé d'analyse, à quoi a-t-on abouti en fin de cause ? Voilà qui mérite toute votre attention, messieurs.

Sachez bien d'abord ceci, qu'il vous sera utile de savoir (car, sans doute à votre tour vous pratiquerez des recherches de ce genre, et il faudra ne pas vous laisser décourager par les mécomptes possibles de la méthode) : Pour un certain nombre des cas en question la confrontation reste *muette*, c'est-à-dire *n'apprend rien*, c'est-à-dire ne révèle aucun accident sur le sujet qui a transmis la contagion, aucun accident actuel, aucun accident passé, pas même le souvenir de quoi que ce soit de morbide. J'ai observé, pour ma part, plusieurs cas de ce genre que je pourrais vous citer ; mais je préfère laisser ici la parole à l'un de mes collègues.

« J'ai vu, raconte M. Mauriac, un cas dans lequel une syphilis peu grave et soumise pendant longtemps à une médication hydrargyrique et iodurée conserva ses propriétés contagieuses jusqu'à la fin de la *cinquième année*, car le malade s'étant marié à cette époque communiqua, trois mois plus tard, à sa femme une syphilis des plus graves. Et cependant il se croyait exempt de toute manifestation depuis deux ans, et il ne sut jamais, malgré le soin avec lequel il s'étudiait, à quelle lésion imperceptible attribuer un malheur dont il assumait avec raison toute la responsabilité. J'ai été témoin de ce fait, et, après l'avoir examiné sous toutes ses faces et soumis à la critique la plus sévère, je crois pouvoir en garantir l'authenticité. » — Le même observateur relate encore un autre fait semblable, dans lequel un mari syphilitique depuis *quatre ans et demi* transmit la syphilis à sa femme sans avoir présenté ou cru présenter aucune lésion ni à la verge, ni à la bouche, ni ailleurs (1).

Parfois de tels faits sont explicables, vous le savez, par une

____

(1) *Syphilis tertiaire*, 1890, p. 14.

Syphilis secondaire.   10

syphilis conceptionnelle ; mais, quand la femme n'a pas été enceinte, ils restent, — au moins quant à présent et dans l'état actuel de nos connaissances, — sans interprétation plausible.

Seconde alternative, constituant au contraire le cas usuel : La confrontation réussit et révèle une lésion sur le sujet contaminant ou soupçonné tel. Alors, quelle est cette lésion ? Voilà ce qui nous intéresse, nous voilà en plein cœur de la question.

Sans parler des cas, d'ailleurs exceptionnels, où, pour des raisons diverses, cette lésion est restée indéterminable comme nature, bien plus souvent on a été dûment autorisé de par ses caractères et sa modalité objective à la considérer comme syphilitique. Alors, finalement, à quel ordre d'accidents syphilitiques a-t-on cru pouvoir la rapporter ? Comment, en tant que lésion syphilitique, a-t-on cru devoir la qualifier ?

Eh bien, pour un tout petit nombre de cas, pour quelques unités, il a semblé à divers observateurs que la lésion en question était bel et bien un accident tertiaire, une manifestation de **syphilis tertiaire**, telle que syphilide gommeuse, tubercule gommeux, ulcération gommeuse, ecthyma, etc. ».

Et, tout au contraire, pour la grande, la très grande majorité des cas, on a conclu à la qualité nettement **secondaire**, incontestablement *secondaire*, de la lésion.

Naturellement, alors, dans la première de ces alternatives, on a dit : « Contagion dérivant d'une lésion tertiaire » ; — tout comme, dans la seconde : « **Contagion dérivant, au cours de l'étape tertiaire, d'une lésion secondaire, lésion secondaire attardée dans un stade morbide qui n'est plus le sien.** »

La contagion de provenance tertiaire n'a rien à voir avec notre sujet ; je n'en parlerai donc pas, quel que soit l'intérêt qui s'y rattache. Celle de provenance secondaire doit seule nous occuper pour l'instant.

Eh bien, pour cette dernière, de quels accidents l'a-t-on vue dériver ?

Réponse :

De toutes lésions humides, suppuratives, de modalité secondaire, essentiellement secondaire à tous égards, de par la superficialité desdites lésions, de par leur caractère résolutif et intégralement résolutif, de par leur bénignité, de par leur allure, leur physionomie générale, leur évolution rapide, etc. ; — à savoir, pour préciser : Syphilides érosives ou papulo-érosives, syphilides exulcéreuses ou superficiellement ulcéreuses, **plaques muqueuses**, en un mot.

Au surplus, comment, sous quel vocable les trouvons-nous désignées, qualifiées dans les observations publiées à leur sujet ? Ceci va être significatif.

Or, dépouillant lesdites observations à ce point de vue, je les y vois décrites sous les noms de : « plaques muqueuses de la verge ou de la bouche ; — syphilides érosives ; — syphilides papuleuses des mêmes régions ; — écorchure de la verge ; — bouton de la verge ; — bouton vulvaire ; — érosion scrotale ; — fissure de la langue ; — plaque opaline de la langue ; — érosion herpétiforme de la langue, etc., etc. » ; — toutes dénominations impliquant bien les caractères de superficialité et de bénignité qui constituent par excellence les attributs du *secondarisme*.

Au total donc et pour conclure, c'est bien de lésions *secondaires* qu'ont dérivé, dans les cas en question, les curieuses *contagions tardives* qui nous occupent actuellement.

Ajoutons de suite, pour épuiser le léger bilan de nos connaissances relativement aux lésions qui servent d'origine à ces contagions tardives :

1° Qu'elles ont deux sièges d'élection, pour ainsi dire exclusifs, à savoir : les régions génitales et périgénitales, d'une part, — et, d'autre part, la région buccale ;

2° Qu'elles sont presque également communes sur l'un et l'autre de ces sièges dans les premières années de l'étape tertiaire ;

3° Mais qu'elles deviennent notablement plus communes à la bouche qu'aux organes génitaux dans une phase avancée du tertiarisme. A la bouche, en effet, elles ont une cause d'appel, de rappel et d'entretien, le tabagisme, incitation locale qui n'a pas son pendant, son équivalent, aux organes génitaux.

En outre, ce qui, par-dessus tout, mérite considération et mention, c'est l'usuelle, — disons mieux, — la constante **bénignité** de ces lésions, bénignité extrême, parfois extraordinaire. Partout, dans toutes les observations relatives à notre sujet, les lésions ayant donné lieu à ces contagions tardives sont signalées comme des accidents superficiels, petits, simplement érosifs, « *insignifiants, inoffensifs d'apparence* », etc.

Cela, une fois de plus, confirme ce fait général dont je vous ai parlé si souvent et que je ne me lasserai pas, en raison de sa haute importance pratique, de rappeler à votre attention, à savoir : que *ce sont les accidents les plus légers de la syphilis qui sont les plus dangereux au point de vue de la contagion ; et cela, en raison de leur bénignité même*. Ils semblent si peu de chose, ils ont une apparence tellement inoffensive qu'on n'y prend pas garde ou qu'on n'en soupçonne pas la nature. Et, conséquemment, on s'expose à les communiquer. — Ajoutons qu'ils ont, d'autre part et pour les mêmes raisons, toutes chances pour passer inaperçus.

Donc, terminons en disant comme conclusion pratique que, dans la période tertiaire comme dans la secondaire, ce sont le plus souvent et de beaucoup de simples érosions buccales ou génitales qui servent d'intermédiaires à la contagion.

*
* *

III. — Échéances de ces contagions tardives.

Venons enfin au troisième point, lequel est le point majeur de notre étude.

A quels termes, à quelles échéances de la période tertiaire s'observent ces contagions tardives issues de lésions secondaires ?

Ici la parole est et ne peut être qu'à l'observation clinique. Interrogeons-la donc et enregistrons ce qu'elle va nous répondre.

Procédant année par année, nous aboutissons à ceci :

I. — Pour la **quatrième année** de la maladie, les faits de contagion abondent et ne sauraient prêter à contestation. Je me bornerai donc à en citer un seul comme spécimen.

Un jeune homme vient me consulter pour des lésions de la verge que je n'ai pas de peine à reconnaître, tant l'aspect en est spécial, pour des syphilides érythémateuses sèches du gland et érythémato-érosives de la rainure glando-préputiale. Il est navré à l'audition de mon diagnostic et semble sur le point de défaillir quand j'ajoute, sur sa demande, que ce sont là des accidents *contagieux*. Il me raconte alors qu'en effet il a eu la syphilis il y a quatre ans et quelques mois (chancre induré ;

bubon, roséole, plaques muqueuses de la bouche, etc.) ; — qu'il s'en est bien traité pendant deux ans ; — que, se croyant guéri, il s'est marié il y a quatre mois ; — et finalement, que, ne prêtant aucune attention aux lésions qu'il porte maintenant à la verge, il a eu force rapports avec sa femme, cela jusqu'à la nuit dernière.

Je ne le revois plus de quatre mois. — A cette date, il revient me trouver avec sa femme qu'il me prie d'examiner. Je trouve alors sur elle les symptômes usuels d'une syphilis naissante, à savoir : à la vulve, cicatrice à base empâtée, avec pléiade inguinale ; — roséole typique ; — croûtelles dans les cheveux; — adénopathies cervicales ; — fortes douleurs de tête, vespérines et nocturnes, abattement, malaise général, avec accès de fièvre passagers, etc.

Quoi de plus probant ? — Passons.

II. — De même pour la **cinquième année**. Les cas de contagion y sont encore assez nombreux pour ne laisser place à aucune équivoque. Il suffira de citer le suivant, d'autant plus significatif d'ailleurs qu'il a été observé sur un médecin. Le voici en deux mots.

Un de nos jeunes confrères a contaminé sa femme deux mois après son mariage, et cela de par une plaque muqueuse typique de la rainure glando-préputiale, plaque muqueuse diagnostiquée telle et par lui, et par plusieurs confrères et par moi. Sa syphilis datait exactement à cette époque de quatre ans et demi.

A noter dans ce fait trois points essentiels pour notre sujet : 1° cette syphilis avait toujours été bénigne, très bénigne ; — 2° elle ne s'était plus traduite depuis plus de quatre ans par aucun accident ; — 3° enfin, elle avait été soumise à un traitement au moins moyen, bien supérieur en tout cas à celui qu'imposent à leurs malades la plupart de nos confrères.

De même une observation de M. Mauriac est relative à un mari qui, affecté de syphilis depuis quatre ans et neuf mois, transmit à sa femme un chancre périnéal de par des syphilides herpétiformes du scrotum, auxquelles il était très sujet et du danger desquelles cependant il avait été averti.

III. — A la **sixième année**, les cas de contagion sont loin encore de se faire rares. En voici quelques exemples.

Un jeune homme a été affecté, il y a cinq ans et demi, d'une syphilis qu'on serait bien en droit de qualifier de bénigne puisqu'à la suite du chancre elle ne s'est jamais traduite que par une roséole, une syphilide palmaire de très légère intensité, et quelques syphilides buccales. Il s'est soigné, presque dès le début et assez régulièrement. A plusieurs reprises même il a été soumis par moi à une mercurialisation intense (15 à 20 centigrammes de protoiodure quotidiennement). Eh bien! en dépit de ce traitement, en dépit de tous mes efforts, ce malade (qui d'ailleurs est fumeur, circonstance essentielle à noter) n'a pas cessé *depuis cinq ans* d'être affecté de syphilides linguales *à répétitions presque sub-intrantes*. Je le guéris d'une poussée; un ou deux mois plus tard, une poussée nouvelle envahit la langue. Alors, nouveau traitement et nouvelle guérison; puis récidive qui ne se fait guère attendre, et ainsi de suite. Bref, je le guéris toujours, et « c'est toujours à recommencer », suivant sa propre expression. De guerre lasse, il a renoncé complètement au tabac, sur mes vives instances. Les poussées sont alors devenues moins fréquentes, mais n'ont pas cessé pour cela. Et, dans ces derniers temps, je l'ai revu encore avec des syphilides couvrant presque toute la surface dorsale de la langue.

Or, que serait-il arrivé, si, confiant dans la bénignité, d'ailleurs relative, de cette syphilis et dans l'intensité du traitement suivi, j'avais laissé marier ce malade entre deux poussées de tels accidents? Ce qui serait arrivé, je n'ai pas à le préjuger théoriquement, car en voici la démonstration empirique. Ce jeune homme, l'année dernière, prit pour maîtresse une jeune femme, qu'il emmena avec lui à la campagne, « dans un vrai désert et à l'abri de toute séduction ». Or, quelques semaines plus tard, il me la présentait revenant de ce lieu d'exil avec un chancre induré labial, chancre manifestement dérivé par contagion des syphilides linguales de mon client (1).

<hr>

(1) Cette observation, en particulier, a été prise à partie par M. le Pr Otis (de New-York), qui lui a reproché de n'être pas démonstrative. « Sans doute, me dit en substance mon honoré collègue, la femme que votre client a prise pour maîtresse n'était pas d'une vertu au-dessus de tout soupçon. Donc, cette femme a pu recevoir la syphilis d'une autre personne que votre client, comme aussi peut-être la tenir d'une contagion médiate quelconque. » — Et, comme contre-partie, il m'oppose un cas personnel relatif à un de ses clients, syphilitique et fumeur, qui, en dépit de syphilides buccales incessamment récidivantes depuis nombre d'années, s'est marié avec une jeune fille vertueuse (*vertueuse*, remarquez ceci) et, depuis quatre ans, ne l'a en rien contaminée. (*Journal of cutaneous and venereal diseases*, 1886, p. 104.)

A cela je répondrai: « A coup sûr, honoré collègue, mon observation ne serait en rien démonstrative, si elle était isolée. Mais elle est loin d'être isolée. Nombre de cas identiques lui font pendants, en lui servant et en se servant entre eux de

Autre cas. — Un jeune mari, syphilitique depuis six ans, a la coupable imprudence d'avoir rapport avec sa femme en dépit d'une érosion du gland qu'il considère (de son chef et sans avis médical) comme une simple « écorchure ». Quelques semaines plus tard, sa femme est affectée d'un « gros bouton » à la vulve, bouton que je reconnais pour un chancre et auquel succèdent bientôt divers symptômes de syphilis secondaire.

Autre cas, encore, dont je ne vous donnerai que le sommaire, car tous ces faits se ressemblent, — c'est forcé, — et les relater en détail serait vraiment fastidieux :

Jeune homme affecté de syphilis depuis six ans. — Mariage quatre ans après le début de la maladie. — Naissance de deux enfants sains. — Après la naissance du second enfant, le mari (fumeur) est repris de syphilides buccales, par lesquelles il contagionne sa femme, chez laquelle évolue une syphilis classique. — Une grossesse, l'année suivante, se termine par avortement.

(Ici, messieurs, accordez-moi une courte digression pour vous faire remarquer, dans la dernière observation que je viens de vous présenter, ce fait éminemment curieux de la *naissance de deux enfants sains préludant à un réveil de la syphilis sur le mari*. D'autant que la naissance d'un enfant sain est généralement considérée comme un certificat de guérison, comme une garantie d'avenir, au moins en ce qui concerne la contagion, et de même comme une sécurité pour les grossesses subséquentes.

Quel démenti infligé ici par la clinique à cette croyance, à ce préjugé ! — Mais tout cela ne nous regarde pas pour l'instant. Passons.)

Enfin, je citerai encore un cas du Dr Tchistiakoff, relatif à

garants mutuels. Si bien que leur faisceau démontre ce que chacun d'eux, de par lui seul, serait insuffisant à démontrer.

« Puis, ajouterai-je, ne voyez-vous pas que vous invoquez en l'espèce les deux détestables arguments qui servirent jadis et si longtemps à combattre la contagiosité secondaire ? Les adversaires de cette contagiosité ne disaient pas autre chose que vous, et réciproquement. Ils disaient, d'une part : « Vous prétendez « que tel sujet a été contagionné par tel autre affecté d'un accident secondaire; « mais comment savez-vous s'il ne tient pas la contagion d'un autre sujet affecté « d'un chancre ? » ; — et, d'autre part, ils opposaient à la doctrine de la contagion un grand nombre, un très grand nombre de cas négatifs, dans lesquels des sujets (adultes ou enfants, n'importe), affectés d'accidents secondaires, n'avaient en rien contagionné leur femme, leur maîtresse ou leur nourrice.

« Or, ai-je à vous dire quel a été le succès final de ces deux arguments ? »

un malade qui, au cours de la sixième année de la syphilis, infecta sa femme de par des syphilides buccales.

IV. — A la septième et à la **huitième année**, les cas sont encore loin de faire défaut.

Rappelez-vous d'abord celui du Dr Barthélemy que je vous ai relaté précédemment et qui est relatif à la contamination d'une jeune femme (chancre vulvaire) par son mari affecté d'une fissure linguale à la septième année de sa syphilis.

Puis, voici encore quelques autres cas pour la huitième année :

i. — Cas du Dr Besnier : « J'ai vu un cas de contamination conjugale directe, huit ans après le début de la syphilis, de par des plaques dépapillantes de la langue. »

ii. — Cas du Dr Feulard : Médecin affecté de syphilis depuis huit ans et contaminant alors sa femme (chancre de la grande lèvre) de par une « petite écorchure » du gland.

iii. — Cas du Dr Barthélemy : Homme syphilitique depuis huit ans ; — affecté depuis longtemps de syphilides érythémato-squameuses du fourreau « qui vont et viennent » et qu'il s'obstine à laisser sans traitement, les jugeant de « nature eczémateuse ». — Marié depuis deux ans, il était resté inoffensif pour sa femme, lorsque la lésion du fourreau envahit le prépuce, puis se propagea à la muqueuse du gland et du frein. A ce moment, complication *in situ* de crevasses, de fissures, d'érosions suintantes. — Deux mois plus tard, femme présentant un chancre vulvaire nettement induré, et suivi, à échéance normale, d'accidents d'infection généralisée.

iv. — Cas personnel : Malade affecté de syphilis depuis huit ans (chancre induré, roséole, plaques muqueuses buccales à diverses reprises), et venant à présenter à la verge « un bouton érosif » qui n'a duré que quelques jours. A ce moment, en dépit des avertissements nombreux que je lui avais donnés, rapports avec sa femme. — Six semaines après, je constate sur cette femme les restes d'un chancre vulvaire, flanqué d'un bubon inguinal très caractéristique ; puis, plus tard, roséole, adéno-pathies cervicales, alopécie, céphalée, syphilide palmaire, etc.

v. — Autre cas personnel, calqué sur le précédent et se résumant en ceci : Jeune homme syphilitique depuis sept ans et demi, traité au début de son affection pendant deux ans, indemne de toute manifestation depuis sept ans, marié depuis quatre ans, et, finalement, père de deux enfants sains. — Au cours de la huitième année, retour sur le gland de petites érosions tout à fait superficielles, secondaires d'aspect, dont le malade ne s'inquiète pas. — Quatre semaines plus tard, éclosion sur sa femme d'une érosion vulvaire qui s'affirme bientôt pour un chancre, et qui devient l'origine d'une syphilis classique : roséole ; syphilides labiales, linguales, palatines : alopécie, céphalée, névralgies, etc. ; puis, deux ans plus tard, accidents de syphilis cérébrale, etc.

VI. — Cas du Dr Tchistiakoff : Jeune homme contractant la syphilis en octobre 1882. Divers accidents secondaires (roséole, syphilide papuleuse, épididymite spécifique, etc.). — Le 18 avril 1891, il se présente avec une ulcération de la verge datant de deux semaines (*ecthyma spécifique*). Au cours de cet ecthyma, en état d'ivresse, il a rapport avec sa femme. — Le 7 mai, début, sur cette femme, d'une lésion vulvaire qui devient un chancre, suivi d'une syphilide papuleuse au mois de juin.

V. — Dans la **neuvième** et la **dixième année**, les cas se raréfient progressivement. J'en aurai cependant encore un certain nombre à vous citer qui se servent de garants réciproques.

I. — Je fais d'abord appel à vos souvenirs relativement à un cas précité, dans lequel un de mes clients contracta un chancre induré de la verge au contact d'une femme syphilitique depuis *neuf* ans, laquelle venait d'être affectée de divers accidents spécifiques bien manifestes (syphilide papulo-squameuse disséminée, érosions vulvaires, etc.).

II. — Puis, écoutez les deux cas suivants :

Le premier, dû à M. le professeur Spillmann, est intéressant à trop de titres différents pour que je ne le cite pas avec quelques détails :

Un jeune homme contracte en 1871 une syphilis qui se caractérise ainsi : chancre induré, roséole, syphilide papuleuse, alopécie, plaques buccales, etc. Il se traite très correctement pendant quatre ans (pilules de protoiodure, puis iodure de potassium). — Il se marie en 1876, après avoir fait un nouveau traitement de deux mois au sirop de Gibert. — Naît un premier enfant, qui reste exempt de tout accident syphilitique et qui est aujourd'hui âgé de vingt-six ans. — Vers cette époque le père prend le goût de la boisson et du tabac. Constamment il a le cigare à la bouche. Bientôt il est affecté à nouveau de manifestations spécifiques linguales (*syphilides érosives*). Averti à plusieurs reprises des dangers auxquels de tels accidents exposent sa femme, il n'en continue pas moins à fumer, et naturellement les syphilides pullulent de plus belle. — Enfin, la prévision de M. Spillmann se réalise en 1880, époque où la femme du malade vient à présenter un chancre induré de la lèvre inférieure, bientôt suivi d'accidents secondaires. — Comme elle était enceinte à ce moment, elle avorte.

Epilogue : Un an et trois ans plus tard, deux nouvelles grossesses donnent naissance, la première à un enfant hérédo-syphilitique (gros foie, grosse rate, dents d'Hutchinson, kératite, puis tuberculose suivie de mort), et la seconde à un enfant dégénéré (nanisme, dystrophies dentaires, etc.).

III. — Cas de M. Mauriac :

X... contracte la syphilis à dix-neuf ans. Il entre dans le service de M. Mauriac, en décembre 1876, pour roséole et plaques muqueuses. Plus tard, il présente divers accidents d'une infection peu grave, mais rebelle. — En mai 1885, neuf ans et six mois après son chancre, il se marie, sur le consentement qui lui en est accordé par M. Mauriac, avec une jeune fille sur la moralité de laquelle il n'est pas de soupçon à élever.

Quatre mois après son mariage, la jeune femme éprouve divers accidents suspects : maux de tête, douleurs vagues, puis éruption cutanée. « Effrayé à juste titre, le mari l'amène chez M. Mauriac, qui constate sur elle, à la date du 20 septembre 1885, un gros chancre induré en partie cicatrisé sur la grande lèvre gauche, une roséole confluente, des croûtes dans les cheveux, etc. — Or, informations prises, la contagion paraissait avoir été la conséquence d'un rapport *ab ore*, car les mari racontait qu'il avait eu, quelques semaines après son mariage, une petite lésion au bout de la langue, lésion par laquelle il avait dû contagionner sa femme. Il conservait encore, à l'époque où eut lieu cet examen, une petite fissure médiane entourée d'un cercle de desquamation épithéliale. D'autres cercles analogues, mais sans fissures, étaient disséminés sur la face supérieure de la langue, etc. » — Age de la syphilis au moment de la transmission du contage : *neuf ans et neuf mois*.

IV. — Autre fait, dû au docteur Renouard et se résumant

en ceci : Un jeune homme contracte la syphilis en 1880 (chancre génital, roséole, plaques muqueuses. — Traitement : 300 pilules de proto-iodure. — En 1883, il se marie. — En 1887, glossite scléreuse. — En 1888, syphilide aux orteils et onyxis. — En 1890, érosion du gland. — Rapport en dépit de cette érosion, qui devient, pour sa femme, l'origine d'un chancre de la grande lèvre droite, chancre bientôt suivi d'accidents secondaires.

Particularité curieuse à noter au passage : c'est après sept ans de ménage que la contagion s'est produite sur cette femme (1).

Ces contagions tardives issues de lésions secondaires ont-elles été observées au delà de la dixième année ?

Nous voici, messieurs, arrivés dans cette revue au delà de la dixième année de l'infection. Jusqu'ici nous avons marché sur un terrain solide, assuré. En autres termes, jusqu'ici je n'ai produit devant vous qu'une série de résultats authentiques, bien authentiques parce qu'ils reposaient sur des documents multiples, concordants, qui se servaient de garants réciproques. Actuellement, les choses vont changer de face.

Et, en effet, au delà de la dixième année, les documents deviennent rares, puis de plus en plus rares, puis exceptionnels. Quelle valeur alors accorder à des faits isolés, privés de ce *contrôle réciproque* qui faisait le prix des observations précédentes ? Les éléments de certitude nous échappent ; impossible de ne plus rien affirmer.

Si bien qu'après avoir été autorisé par la clinique à vous donner comme certaines, irréfutables, les contagions de syphilis par lésions secondaires jusqu'à la dixième année de la maladie, je suis amené maintenant à vous tenir un tout autre langage et à vous dire :

_____

(1) Autre fait, cité par le Dr Bovero : Un mari, syphilitique depuis *dix ans*, transmit la syphilis à sa femme de par une plaque muqueuse labiale. Il y avait huit ans à cette date qu'il n'avait plus éprouvé la moindre manifestation syphilitique, et sa femme avait eu depuis un enfant parfaitement sain (*Gaz. méd. de Turin*, 1898).

Au delà de cette dixième année, nous possédons bien encore une poignée de faits tendant à établir que des contagions de même ordre peuvent se produire, plus tard encore, à savoir : à la douzième, à la treizième, à la quinzième, voire à la dix-septième et à la dix-huitième année de la maladie ; mais ces faits sont clairsemés, rares, isolés, voire uniques pour certaines de ces échéances.

Or, de même qu'on ne bâtit pas avec disette de matériaux, de même on n'édifie pas une vérité scientifique avec pénurie de documents. Les faits en question, dont je vais vous parler, ne peuvent donc être que des faits d'*attente* ; il convient de les enregistrer comme tels, mais il serait imprudent et prématuré d'en rien déduire. C'est qu'en effet il y a tant et tant de causes d'erreur dans le sujet qui nous occupe ; c'est qu'il est si facile en pareille matière de se tromper ou d'être trompé ! Conséquemment, besoin est d'en appeler à une enquête ultérieure pour être fixé sur la valeur des faits en question.

Si vous me permettiez de vous dire ma pensée secrète, je vous avouerais ma faiblesse. Ces dits faits, je les tiens pour authentiques, — sinon tous, absolument tous, au moins la plupart, — et je crois que l'avenir leur donnera confirmation. Mais, encore une fois, j'ai devoir ici de les tenir en suspicion, de ne vous les présenter que pour ce qu'ils sont encore, à savoir pour hypothétiques, et surtout par-dessus tout de n'en tirer, quant à présent, *aucune conclusion*.

Sous le bénéfice de telles réserves, je reprends et achève cette revue.

Voici, d'abord, un cas qui a été produit au Congrès de 1896, par un clinicien distingué, un expert en la matière, le Dʳ Wickham, cas au sujet duquel il a bien voulu m'écrire tout récemment la lettre qu'on va lire, pour m'affirmer de plus en plus le caractère « absolument authentique » de son observation.

Ce cas est très simple, très banal. Car il a trait à la contamination d'une femme par son mari qui, syphilitique et fumeur émérite, était persécuté de longue date par une glossite spécifique à lésions vagues, herpétiformes, vraiment indéterminables comme nature. Une contagion de cet ordre serait signalée comme s'étant produite à la seconde, à la troisième, à la quatrième année de la maladie qu'elle ne trouverait personne pour lui faire objection. Mais elle s'est produite à la douzième, et alors par cela seul elle devient suspecte. On lui cherche une autre origine que la syphilis du mari, car c'est là vraiment la seule querelle à lui faire. Or, c'est contre cette objection que, devenu le médecin habituel de la famille en question et ayant pu apprécier moralement la jeune femme depuis huit années, M. Wickham proteste énergiquement. — Au surplus, voici sa lettre :

« ... L'observation que j'ai publiée au Congrès de Londres a acquis plus de valeur avec le temps, en ce sens qu'étant devenu le médecin et l'ami de la famille en question, je puis affirmer en toute sûreté qu'il est moralement impossible d'invoquer, comme origine de la contagion, l'intervention d'un tiers.

« C'est en 1894 que vinrent me trouver M. et Mme X.... A cette époque, Mme X... présentait à la lèvre inférieure un chancre typique avec ganglion, chancre qui, pour le dire immédiatement, fut bientôt suivi d'une roséole et de divers accidents classiques... Quant au mari, il avait eu la syphilis douze ans auparavant et en avait été traité en Amérique par l'un de vos élèves... Depuis la seconde année de sa maladie, il traînait une leucoplasie linguale qu'on n'avait jamais pu guérir et qui persistait lors de son mariage. C'est un an après son mariage qu'il lui arriva le malheur de transmettre la syphilis à sa femme... Précisément vers cette époque il présentait depuis un certain temps, des lésions leucoplasiques et herpétiques, ou du moins herpétiformes d'aspect. Très intrigué par cette contagion (que mon premier mouvement, je l'avoue, fut de rapporter à l'intervention d'une tierce personne), j'interrogeai à fond le mari, et j'appris de lui que, depuis la seconde année de sa syphilis, il était devenu sujet à des poussées de petites érosions se faisant sur les lèvres ou la langue, légèrement douloureuses, généralement multiples. Ces poussées se sont reproduites depuis dix ans à intervalles variables entre un et quatre mois. A leur sujet, le malade a consulté plusieurs médecins, qui ont taxé d'herpès lesdites lésions; aussi s'est-il cru en droit de se marier... C'est alors que commence ma surprise. Car, ayant prescrit empiriquement à cette époque des injections de calomel à 10 centigrammes, je vis, je le répète, *à ma grande surprise*, la leucoplasie diminuer, diminuer d'une façon très appréciable. Encouragé, je continuai les injections et en fis plusieurs séries (au moins six, de 5 centigrammes chacune). Double résultat : *guérison de la leucoplasie*, et *disparition complète des poussées herpétiques* ou *herpétiformes*, qui n'ont pas récidivé depuis huit ans :

« Comment interpréter de tels faits?

« 1° D'abord, j'affirme que la jeune femme a contracté la syphilis de son mari... Elle est au-dessus de tout soupçon... D'autre part, j'ai fait à cette époque une enquête très poussée et n'ai rien découvert de suspect, pouvant autoriser l'hypothèse d'une contagion accidentelle, médiate, etc.

« 2° Les lésions herpétiformes de la langue étaient-elles constituées par de l'herpès ou par des plaques muqueuses encore virulentes? Je ne sais vraiment ; ce que je puis dire seulement, c'est qu'elles avaient bien les apparences de l'herpès.

« 3° A les supposer herpétiques, ces lésions laissaient-elles transsuder un virus encore contagieux contenu dans le torrent circulatoire (1) ?

« 4° Enfin, l'action très énergique et sûrement curative du traitement mercuriel sur ces lésions n'est-elle pas un témoignage de leur nature syphilitique? Etc., etc. »

A la suite de cette communication du Dr Wickham au Congrès de Londres, les Drs Blaschko et Halpern prirent la parole pour citer deux cas analogues de contagion syphilitique s'étant exercée à la DOUZIÈME ANNÉE de l'infection. Malheureusement les détails nous font défaut sur ces deux observations (2).

Autre cas semblable, qui vient de m'être communiqué par le Dr Barthélemy.

Un homme, syphilitique depuis *douze ans* et grand fumeur, était affecté, depuis de longues années, d'une de ces stomatites chroniques à poussées presque subintrantes, composées de lésions diverses et le plus souvent indéterminables comme nature (syphilides vraies, lésions herpétiques ou herpétiformes, lésions de glossite lisse, lésions leucoplasiques, etc.). Marié depuis trois ans, il était resté inoffensif pour sa jeune femme, lorsque celle-ci tout récemment, en relevant de couches et en pleine période d'allaitement, vint à présenter un chancre induré

---

(1) Mais, répondrai-je à M. Wickham, ces lésions seraient-elles de l'herpès que la question ne serait que déplacée, sans être résolue. Resterait à expliquer comment une lésion d'ordre vulgaire peut transmettre le contage spécifique, et cela dans une étape où la maladie est censée avoir perdu sa virulence.

(2) Voici cependant quelques renseignements qu'a bien voulu me transmettre sur l'une de ces observations M. le Dr Blaschko, à qui j'adresse mes remerciements.

« Un jeune homme contracte la syphilis en 1883 et subit plusieurs cures de frictions. — Il se marie en 1895. — Sa femme âgée de 29 ans, qui était tout à fait saine avant le mariage, présente, cinq mois plus tard, une roséole typique. L'induration primaire n'était plus à retrouver, mais il existait encore un gonflement marqué des glandes inguinales. Le mari, à cette époque, présentait encore, sans parler d'une leucoplasie buccale, quelques résidus d'une *syphilide papulo-serpigineuse sur le scrotum.* »

du mamelon, chancre suivi d'accidents d'infection générale. Or, cette femme n'avait donné le sein à aucun nourrisson, et une enquête sérieuse, en plein accord avec les raisons d'ordre moral, établit que, suivant toute vraisemblance, elle ne pouvait tenir la contagion que de son mari, lequel n'avait pas cessé depuis plusieurs mois d'avoir la bouche envahie par des lésions syphilo-nicotiques et avouait d'ailleurs avoir à maintes reprises embrassé le sein de sa femme.

Pour ma part, un cas qui m'a vivement frappé est celui que j'ai présenté, avec mon interne M. Herscher, à la Société de dermato-syphiligraphie en 1900. Ce cas est relatif à une femme qui, suivant toutes probabilités et à moins qu'elle n'ait menti, reçut la contagion d'un de nos anciens malades affecté de syphilis depuis TREIZE ANS. En deux mots, voici les faits :

La femme D..., âgée de trente-quatre ans, entre dans notre service pour une syphilis toute jeune, s'accusant par les symptômes suivants : Chancre induré vulvaire en voie avancée de cicatrisation ; pléiades inguinales ; syphilides vulvaires, syphilides palmaires, croûtes du cuir chevelu, etc. Depuis trois ans, nous dit-elle, elle vit avec un homme qui, *seul*, a pu la contagionner, car elle affirme n'avoir eu rapport depuis ce temps avec personne autre. — Or, l'homme qu'elle accuse est précisément un de nos anciens malades, qui a été affecté de syphilis il y a *treize ans*, ainsi que l'attestent les registres de notre service (registres très bien tenus, sur lesquels nous relevons à cette date le diagnostic suivant : « Chancres indurés, syphilides, alopécie sourcilière, etc. ») Ce malade s'est toujours très mal soigné. Nous le faisons mander à Saint-Louis, et nous le trouvons encore porteur de lésions de la verge exulcérées, en voie de réparation spontanée. Ces lésions, superficielles et secondaires de physionomie, étaient bien manifestement spécifiques. Et, de plus, le malade déclarait les porter depuis deux mois et demi environ, époque qui, précisément, coïncidait avec l'époque où la contagion avait dû s'exercer sur la femme D...(1).

Enfin, j'ai recueilli en ville et avec toutes les garanties d'authenticité possibles deux observations qui semblent bien être des exemples de contamination syphilitique transmise par des

____

(1) *Ann. de dermat. et de syph.*, 1900, p. 250.

lésions secondaires dans la DIX-SEPTIÈME ANNÉE et la DIX-HUITIÈME ANNÉE de la maladie.

Ces deux observations sont littéralement calquées l'une sur l'autre. La contagion s'y est produite exactement dans les mêmes conditions. Citer l'une sera citer l'autre. Je vous épargnerai donc un double récit, en vous relatant seulement la suivante :

C'est toujours la même histoire, toujours l'invariable histoire d'un mari syphilitique, d'une part, et, d'autre part, enragé fumeur, qui finit par contagionner sa femme par des lésions syphilo-nicotiques de la langue. Ces lésions consistaient tantôt en des syphilides avérées, indéniables, tantôt en des plaques lisses, et tantôt encore en des érosions minimes, herpétiformes, *indéterminables* comme nature et dont la bactériologie seule pourra peut-être quelque jour démontrer la spécificité. En l'espèce, chez ledit mari, la syphilis datait de DIX-SEPT ANS. C'était une de ces *syphilis à forme récidivante* que je vous ai décrites dans l'une de nos conférences antérieures (1), c'est-à-dire de ces syphilis qui, sans être graves, se traduisent incessamment par de petites décharges d'accidents généralement bénins. Chez mon malade, en raison de sa qualité de fumeur émérite, ces décharges s'étaient surtout portées sur la langue. Vingt fois, si ce n'est quarante, je l'avais averti du danger que de tels accidents faisaient courir à sa femme : « Vous verrez, lui disais-je, que cela finira mal ; un jour ou l'autre, de par les accidents que vous portez presque constamment à la bouche, vous inoculerez la syphilis à votre femme. » Et, en effet, cela finit mal, et précisément de la façon que j'avais annoncée. Car, il n'y avait pas trois à quatre semaines que je lui avais tenu pour la dernière fois le même propos quand il m'amena sa femme pour une érosion minime qui pointait sur la lèvre supérieure. Or, cette érosion devint bientôt un chancre typique, origine d'une syphilis qui se déroula suivant le mode usuel (2).

(1) Voy. mon *Traité de la syphilis*, t. I, p. 780.
(2) Voici le résumé de cette observation.
X..., prend la syphilis à dix-neuf ans (juillet 1868). — Quatre chancres parcheminés de la verge, avec adénopathie spécifique. — Accidents secondaires légers ; mais plaques gutturales incessamment récidivantes, en raison d'abus de tabac, malgré un traitement convenablement et longtemps suivi.
En 1871, syphilide scrotale en arceaux conjugués. — En 1872, roséole cerclée. — A maintes reprises et toujours sous l'influence du tabagisme, lésions buccales, tantôt nettement syphilitiques, tantôt consistant en de simples érosions sans caractères, sur la nature desquelles il est le plus souvent impossible de se pronon-

Veuillez remarquer, messieurs, combien tout est simple, correct et classique dans cette observation. Veuillez remarquer surtout quelle concordance précise entre l'invasion d'une nouvelle poussée chez le mari et la contamination subie par la femme.

D'autre part, n'accorderez-vous pas quelque prix à ma prédiction, annonçant et précisant quatre semaines à l'avance le malheur qui allait arriver?

Et enfin, votre conviction ne sera-t-elle pas fixée quand vous saurez que, dans le cas actuel, la victime était une de ces femmes « de foyer », une de ces saintes mères de famille au-dessus de tout soupçon (1) ?

cer. — En 1873, nouvelle roséole cerclée, à deux reprises, et érosions multiples de la langue. — En 1875, taches cerclées sur une jambe. — De même en 1879. Huitième invasion du même exanthème cerclé qui, bien manifestement, est d'origine spécifique, et se dissipe toujours après quelques semaines de traitement. — Perdu de vue pendant quelques années. — Mariage en 1883.

En décembre 1885, je le revois à propos d'*érosions linguales*, siégeant sur le bord de la langue et d'une syphilide papulo-squameuse du scrotum, de forme circinée, syphilide d'aspect aussi *secondaire* que possible. — A la fin de cette même année, affection pulmonaire, simulant absolument la tuberculose, mais reconnue et traitée comme pneumopathie spécifique (gomme pulmonaire). — Guérison par la médication spécifique. — Depuis lors, très bon état.

Or, ce fut vers le 15 décembre 1885, c'est-à-dire (qu'on remarque bien cette concordance de dates) précisément à l'époque où je constatais chez ce malade des *érosions linguales* identiques à celles qu'il avait présentées tant de fois, que commença à poindre sur sa femme une lésion labiale des plus suspectes. Cette lésion devint bientôt un chancre aussi typique que possible, flanqué d'un gros ganglion sous-maxillaire, puis suivi, à terme normal, d'une éruption secondaire incontestable (syphilide érythémateuse, avec papules sur le front, céphalée, etc.).

Mᵐᵉ X... est d'une moralité qui ne laisse prise à aucun soupçon. Il est donc certain que, — réserve toujours faite pour l'éventualité plus qu'improbable d'une contamination accidentelle, — elle tient la syphilis de son mari. La concordance des dates précitées semble bien significative en l'espèce.

(1) Au moment où je corrige les épreuves de ce volume, je reçois communication d'un nouvel exemple de contagion issue d'une syphilis ancienne, fort ancienne, âgée de DIX-HUIT ANS. Ce cas, dû à M. le Dʳ Barthélemy, est pour ainsi dire copié sur les précédents et se résume en ceci :

Mari syphilitique depuis dix-huit ans, et fumeur incorrigible. — Affecté d'une *glossite scléreuse* incessamment sujette à fissures, crevasses, érosions, excoriations. — Peu de temps après son mariage, il contagionne sa jeune femme, sur laquelle se produit un chancre amygdalien, bientôt suivi d'accidents secondaires.

Les choses de science marchent vite de nos jours. Car, au moment où je corrige les épreuves de cette seconde édition, je trouve dans les comptes rendus de la Société française de Dermatologie (février 1911) une très curieuse et très instructive observation de MM. Balzer et Burnier, ayant pour titre : *Syphilides papulo-érosives récidivantes du scrotum et du pénis survenant après plus de trente ans de syphilis.*

Sommairement, c'est le cas d'un homme qui, après trente-cinq ans d'une syphilis bien certaine, marquée par divers accidents, fut affecté à la verge et aux bourses d'une éruption de lésions ayant toutes les apparences des syphilides papulo-

Syphilis secondaire.   11

érosives secondaires et offrant de plus le caractère pathognomonique des affections syphilitiques, à savoir : la présence du tréponème. Au surplus, voici le texte même des auteurs, qui doit trouver place ici.

« X...: âgé de 54 ans, entre à l'hôpital Saint-Louis, salle Bazin, le 29 janvier 1911, pour des lésions syphilitiques érosives de la verge et du scrotum.

Vers l'âge de 18 à 20 ans (les souvenirs du malade manquent de précision), il aurait eu un chancre induré du prépuce, chancre suivi de roséole, de plaques muqueuses amygdaliennes et d'une éruption papuleuse à grands placards, surtout marquée aux membres.

Le malade se soigna pendant quatre ans d'une manière suivie, qui semble avoir été rigoureuse.

Malgré ce traitement, divers accidents survinrent. — Un an après, dit le malade serait apparue subitement une paralysie faciale droite complète, qui dura près, de trois ans et guérit sans laisser de traces. — De plus, une céphalée passagère survenait de temps en temps. — En outre, il y a une dizaine d'années sont apparues déjà des syphilides érosives scrotales. — Cependant, régulièrement chaque année, le malade faisait une cure d'iodure de potassium.

L'année dernière (1910), apparurent de nouveau des syphilides scrotales qui disparurent rapidement sous l'influence du traitement. — Ce sont ces mêmes syphilides qui ramènent de nouveau le malade à l'hôpital, en janvier 1911. Ces syphilides, situées sur le scrotum, ont *absolument l'apparence de syphilides papulo-érosives secondaires* ; elles *fourmillent de tréponèmes*, ainsi que l'a démontré l'examen à l'ultramicroscope.

« Il est assez intéressant, ajoutent les auteurs, de noter ce fait que, près de trente-cinq ans après le chancre (impossible de préciser davantage, les souvenirs du malade étant un peu effacés), et malgré un traitement régulier et annuel, il soit possible d'observer des lésions papulo-érosives aussi *riches en tréponèmes*, et par conséquent *très contagieuses*. On sait que les syphilides papulo-érosives du scrotum peuvent être récidivantes, très tardives, et l'un de nous a déjà signalé des cas semblables survenus après quatorze ans et même dix-huit ans de syphilis. Mais nous croyons qu'une aussi longue persistance des accidents du type secondaire a été très exceptionnellement observée, et ce cas nous a paru digne d'être présenté à la Société. Il démontre que la pullulation des tréponèmes dans certaines conditions favorables peut se réveiller *au cours des phases les plus avancées de la syphilis*. »

CONCLUSIONS

Voilà les faits, messieurs. Je n'y ajouterai aucun commentaire, et conclurai comme il suit :

1° Il est absolument certain que des contagions syphilitiques peuvent se produire au cours de la période tertiaire par le fait d'accidents de modalité secondaire, par le fait de ce qu'on a appelé la syphilis secondaire tardive ;

2° Jusqu'à la dixième année de la maladie, l'authenticité de telles contagions est établie par des faits nombreux et ne saurait prêter à contestation ;

3° Au delà de ce terme de dix ans, ce même ordre de contagions (par lésions secondaires tardives) paraît encore possible, voire attesté par un certain nombre de cas. Mais ces cas, étant donnée la difficulté du sujet, étant donnée la facilité des erreurs à commettre en matière aussi délicate, ne sont pas encore suffisants comme nombre pour qu'on soit autorisé à en déduire une certitude. Il convient d'attendre sur ce point les résultats d'une enquête ultérieure.

Voilà démontrés, messieurs, les deux grands faits que je me proposais d'établir dans ces conférences, à savoir :

1° Possibilité d'invasion de symptômes d'ordre secondaire au cours de la période tertiaire, voire à des étapes plus ou moins avancées de cette période ;

2° Possibilité de contagions syphilitiques dérivant de tels accidents.

Ces deux vérités acquises, il me reste à déduire les conséquences thérapeutiques et prophylactiques qu'elles comportent. De cela nous parlerons bientôt. Pour l'instant, certaines questions relatives à ces curieuses contagions tardives dont je viens de vous entretenir nous restent encore à déterminer.

PROBLÈMES A L'ÉTUDE

C'est de la bouche, avons-nous vu par ce qui précède, que dérivent pour le plus grand nombre des cas les contaminations issues de lésions secondaires tardives. Nul doute sur ce point.

Or, de là même surgit une autre question, à savoir : *Quelles sont, dans la bouche, les lésions contagieuses qui servent d'origine aux contaminations de cet ordre ?*

Ce sont, allez-vous me répondre, les syphilides secondaires *attardées* que vous nous avez décrites précédemment, et, en première ligne dans ce groupe, ces syphilides érosives que vous nous avez représentées comme si dangereuses à la fois par leur grande fréquence et leur apparente bénignité.

— Sans nul doute ; mais notez qu'à la bouche, surtout dans les stades quelque peu avancés de la maladie, il n'est pas, en tant que lésions, que les syphilides d'ordre commun, si je puis les appeler ainsi, à savoir les syphilides courantes, usuelles, sur la contagiosité desquelles tout le monde est fixé. On y rencontre en plus et très communément, voire plus communément encore que les syphilides en question, quatre ordres d'accidents qui sont :

La glossite dépapillante ;

Les érosions leucoplasiques ;

L'herpès récidivant ;

Et une quatrième lésion (celle-ci beaucoup plus rare, mais n'importe), dite **glossite exfoliante marginée** (1).

(1) La glossite exfoliante marginée, quoique je l'aie décrite d'assez vieille date déjà, est néanmoins encore un type pathologique très peu connu, si ce n'est dans le petit monde des spécialistes. Comme elle intéresse notre sujet (ne serait-ce qu'indirectement et au point de vue du diagnostic différentiel), je crois qu'il ne sera peut-être pas inutile de lui consacrer ici quelques mots.

J'avouerai tout d'abord que la nature de l'affection reste encore à déterminer. La glossite exfoliante marginée est-elle d'ordre parasitaire, comme certains l'ont cru ? De nombreuses recherches ont échoué jusqu'à présent pour l'établir. Est

Or, ces dites lésions sont-elles dangereuses ou non? Ont-elles ou non leur part dans la contamination syphilitique tardive? La

elle syphilitique, constitue-t-elle une variété de *syphilide desquamative*, comme Parrot le prétendait? Ou bien est-elle seulement parasyphilitique? Vraiment, on ne sait encore. J'inclinerais, moi, pour cette dernière opinion, mais sans être fixé à cet égard.

En tout cas, cliniquement, elle consiste en ceci :

Une affection chronique par excellence ou tout au moins de durée longue, fort longue ; — ayant pour siège la langue et la surface de la langue seulement; — procédant, comme marche d'invasion, des portions marginales ou antérieures de la langue vers les portions centrales ou postérieures, mais restant souvent limitée aux bords ou à la pointe de l'organe; — et consistant, somme toute, presque sans symptomatologie subjective, en une série indéfinie de poussées éruptives sous forme de *petites oasis d'exfoliation superficielle*, incomplètement bordées sur un segment de leur circonférence par un très fin *liséré blanc*, liséré qui sert à la lésion de caractéristique objective.

L'oasis d'exfoliation est d'un rouge vif, carminé. On la croirait presque érodée, tant elle présente l'aspect de la dénudation dermique, de la surface vésiquée. Mais, en réalité, elle est *sèche*, sauf accidents surajoutés d'excoriation traumatique ou autre. — Du côté où elle progresse, elle est bordée par le *liséré blanc d'argent* que j'ai déjà signalé, liséré semblant faire plutôt que faisant une très légère saillie en forme de bourrelet, et décrivant toujours un trajet curviligne, arciforme, semi-annulaire, qui donne à la lésion un aspect tout à fait spécial.

Presque invariablement ces oasis débutent sur les portions marginales et antérieures de la langue, quelquefois même tout à fait à la pointe. Puis, de deux choses l'une : ou bien elles restent là et s'éteignent sur place, après avoir légèrement progressé, pour être remplacées bientôt par d'autres de même nature, puis par d'autres, et ainsi de suite; — ou bien, au contraire, elles s'élargissent, progressent, cheminent, se déplacent, en tendant toujours à se porter des portions périphériques vers les régions centrales de la langue. Et alors, dans cette invasion réellement *serpigineuse*, au sens strict du mot, l'oasis exfoliante est toujours précédée par son bourrelet blanchâtre qui lui sert en quelque sorte d'avant-garde, tandis qu'elle se répare par son segment opposé, cela à la façon du phagédénisme serpigineux qui, on le sait, « ronge par la tête et se cicatrise par la queue ».

Il arrive parfois que plusieurs oasis voisines se rencontrent dans cette marche envahissante, se coupent, s'anastomosent, et finissent par se confondre, en décrivant par leur bourrelet blanc des arceaux conjugués ou des « festons de broderie » qui donnent à la langue le plus étrange aspect.

Il se peut encore qu'une « marée » d'exfoliation, progressant de la sorte vers le centre de la langue, soit suivie d'une seconde marée toute semblable, puis que cette seconde soit suivie d'une troisième, de façon à constituer une série de *circinations concentriques*, rappelant ces petites vagues que développe la chute d'un caillou dans une mare. — Tous ces détails sont difficiles, impossibles même à décrire; mais le lecteur sera immédiatement édifié sur leur compte par un simple coup d'œil jeté sur plusieurs beaux moulages que j'ai déposés au Musée de l'hôpital Saint-Louis (Collection particulière) et dont quelques-uns se trouvent reproduits dans la thèse du Dr Lemonnier.

Au point de vue subjectif, l'affection est pour ainsi dire *sans symptômes*, sans troubles fonctionnels, alors du moins qu'elle reste sèche et exempte de complications. Elle ne comporte tout au plus qu'un peu de gêne et d'agacement local. Mais vient-elle, pour une raison quelconque (tabagisme, accidents de mastication, voisinage de dents en mauvais état), à s'éroder, à se fissurer, à s'enflammer, tout aussitôt elle s'accompagne de picotements, d'élancements, de douleurs au contact des aliments, des boissons, de la fumée de tabac, etc., avec certain degré d'éréthisme local et de salivation. — Je ne l'ai jamais vue cependant, même ainsi compliquée, retentir d'une façon notable sur les ganglions voisins.

En revanche, ce qui la rend insupportable au malade, c'est sa longue, sa très question se pose et même s'impose ; d'autant que certains de nos collègues semblent l'avoir jugée, au moins implicitement, d'une façon *favorable* à la contagion. Ainsi, le Dr Besnier a parlé d'un cas de contamination conjugale transmise, à la

longue durée. Cette durée, je ne saurais encore l'apprécier, faute d'un nombre suffisant d'observations ; mais ce que je puis dire, c'est qu'en nombre de cas j'ai vu l'affection, entretenue par une série incalculable de poussées, — et de poussées quelquefois subintrantes, — persister d'une façon chronique, c'est-à-dire des années, et lasser la patience des malades qui finissaient par ne plus revenir à mes consultations.

Quant à son étiologie, elle reste des plus obscures, à cela près d'une seule notion. Cette notion, bien démontrée, indiscutable, c'est l'existence d'un état syphilitique antérieur, servant de prélude à l'affection. Il est certain, en effet, absolument certain que, dans la très grande majorité des cas, les sujets affectés de glossite exfoliante marginée sont *en état de syphilis*, soit de syphilis acquise, soit surtout de syphilis héréditaire. Il n'est que peu d'exceptions à ce fait, qui peut être considéré comme la règle.

Il en est cependant. Ainsi j'ai rencontré, je l'affirme, un certain nombre de cas dans lesquels cette variété de glossite s'était produite sur des sujets indemnes de syphilis, tout au moins sur des sujets chez lesquels il m'a été impossible de retrouver le moindre antécédent de syphilis, soit acquise, soit héréditaire.

C'est, à coup sûr, la grande fréquence de cet élément étiologique dans les antécédents de l'affection qui, non moins que l'aspect objectif de la lésion, a conduit certains observateurs à faire de la glossite exfoliante marginée « une variété de syphilide linguale ». Et cela explique pourquoi cette glossite est restée fort longtemps, voire reste encore communément confondue avec les syphilides linguales, et n'a pas encore conquis l'autonomie qu'elle mérite.

Et cependant, à coup sûr, elle n'est pas constituée par une syphilide linguale, du moins elle n'est pas une syphilide linguale « comme les autres », si je puis ainsi parler. Divers caractères, en effet, la distinguent des syphilides linguales communes, à savoir des syphilides érosives ou bien encore des glossites sèches de modalité dépapillante. Ces caractères, qu'il est essentiel de spécifier pour, notre sujet, sont notamment les trois suivants :

I. — D'abord, le liséré périphérique, qui, comme nous l'avons vu, sert de bordure à l'exfoliation épithéliale. Constant avec la glossite exfoliante marginée, ce liséré, au contraire, fait défaut dans les syphilides d'ordre habituel. — Rappelons, car cela a son intérêt pour le diagnostic, que ce liséré est triplement remarquable :

1° Par sa finesse, qui permet de le comparer à un fil de soie;

2° Par sa couleur blanc d'argent, qui tranche sur le ton rouge de la muqueuse et dénonce l'affection au premier coup d'œil ;

3° Par son trajet curviligne, arciforme.

A ces titres divers, il offre un aspect spécial, tout à fait spécial, qu'on ne retrouve dans aucune autre glossopathie. Il est donc *distinctif*.

II. — Le caractère NOMADE de l'affection est non moins spécial et véritablement extraordinaire. Je répète que ses éléments éruptifs se déplacent bien positivement, cheminent à la façon du phagédénisme serpigineux, en se portant d'un point à un autre de la surface linguale. Si ce n'est d'un jour à l'autre, tout au moins d'une semaine à la suivante, ces placards éruptifs changent de situation, non moins aussi que d'étendue, de disposition, de forme. Au point que, tout d'abord, j'avais qualifié l'affection du nom de glossite *ambulante*. — Inutile de dire que rien de semblable ne s'observe avec les syphilides.

III. — Enfin, RÉSISTANCE AU TRAITEMENT SPÉCIFIQUE. — Bien sûrement, la glossite marginée n'est pas assimilable aux syphilides linguales vraies, car elle ne subit huitième année de la syphilis, « par des plaques dépapillantes de la langue ». — Dans le cas précité du Dr Wickham, la contagion s'est faite, dit-on, de par « une vieille leucoplasie linguale que le malade traînait depuis dix ans sans avoir jamais pu la guérir ». — Puis, voici que, pour deux de mes collègues et amis, les P^rs Landouzy et Gaucher, la leucoplasie serait une affection syphilitique vraie et une affection « toujours syphilitique ». — De même pour la glossite marginée, d'après certains médecins. — Quant à l'herpès, enfin, M. Mauriac dit que, s'il n'est pas contagieux par lui-même, il peut bien l'être par la sérosité qu'il sécrète, et qu'il sécrète en l'empruntant à un sang syphilitique. — Et ainsi de suite.

En sorte qu'il est bien permis franchement d'avoir des craintes et de se demander si quelqu'une ou quelques-unes des lésions précitées ne seraient pas susceptibles de transmettre la contagion. La question est donc sérieuse et d'ordre pratique, spécialement en ce qui concerne l'aptitude au mariage. De cela j'ai sous les yeux actuellement un exemple qui semble fait exprès pour vous convaincre, et que je vous relaterai en deux mots : Un jeune homme de grande famille a contracté la syphilis il y a dix ans et s'en est vraiment bien traité. Il n'a plus présenté depuis neuf ans environ d'accidents spécifiques ; mais il est affecté à peu près depuis le même temps et reste encore affecté aujourd'hui de cette curieuse maladie que j'ai baptisée du nom de *glossite exfoliante marginée* et qui a été excellemment décrite par un médecin des plus distingués, le Dr Lemonnier (de Flers) (1). Or, aspirant à une union qui lui est chère, il a consulté plusieurs de nos collègues et des plus autorisés, qui tous l'ont dissuadé du mariage ; et cela d'autant plus que lui-même, avec une franchise qui l'honore, ne manque jamais de s'accuser d'avoir « peut-être » transmis la syphilis ces dernières années à une jeune femme « très sûre » qu'il avait pour maîtresse. A mon tour, j'ai été consulté par lui ; j'ai échoué, comme mes prédécesseurs, dans la répression de ce singulier mal ; et, à mon tour aussi, bien que jugeant ledit mal presque certainement inoffensif, j'ai fait comme mes collègues, c'est-à-dire

pas du mercure l'influence modificatrice et rapidement curative qu'exerce ce remède sur celles-ci. — A ce titre, elle paraîtrait se ranger dans le groupe des affections parasyphilitiques.

(1) Thèse de Paris, 1883.

je n'ai point osé accorder à ce jeune homme le bill d'innocuité
qu'il espérait de moi pour le mariage.

Et ce que je viens de vous dire à propos de la glossite exfoliante marginée, je pourrais vous le répéter à propos de la
glossite dépapillante, à propos de la leucoplasie, voire de
l'herpès récidivant post-syphilitique. Qui de nous donnerait
acquiescement au mariage d'un sujet syphilitique et conservant
encore à la bouche telle ou telle de ces quatre affections ?

Jugez donc s'il y aurait intérêt à être fixé sur ces questions
de contagiosité. Malheureusement nous n'en sommes pas là.
Quant à présent nous n'avons pour nous guider dans ces obscurités qu'un bien petit nombre d'observations que leurs auteurs,
j'en suis persuadé, seraient les premiers à déclarer insuffisantes
à la détermination de si délicats problèmes, et quelques considérations théoriques qui ne sauraient être d'un bien puissant
secours en l'espèce. A parler net, *nous ne savons rien de ces
choses*, voilà la vérité.

Que si vous me demandiez mon impression personnelle sur ces
divers points, je vous répondrais d'abord qu'elle importe peu,
puisqu'elle ne repose encore que sur une enquête très insuffisante, et je déclinerais prudemment toute compétence en
l'espèce. Que si cependant vous insistiez, alors, mais sous la
plus expresse réserve, je vous dirais ceci :

Je crois dangereuse la glossite dépapillante. Sans doute à
l'état sec, idéalement sec, elle *doit* être inoffensive. Mais combien elle est fragile ! D'un jour à l'autre, sous des influences
diverses, elle peut s'excorier, se fendiller, s'éroder, et la voici
alors, du moins en toute vraisemblance, rentrant dans la catégorie des syphilides humides, suintantes, dont on connaît le
danger au point de vue de la contagion.

Je me méfierais moins, bien moins, de la leucoplasie et
surtout de la glossite marginée, quoique l'une et l'autre aient
été taxées de syphilitiques ou de parasyphilitiques. Et cela,
parce qu'extrêmement nombreuses sont les circonstances où
j'ai vu l'une et l'autre absolument inoffensives (ce qui, cependant, je l'avoue, n'est pas toujours une raison (1). Aussi bien,

____

(1) Qu'on se rappelle combien on a cité de cas négatifs autrefois en faveur de
la non-contagiosité des accidents secondaires.

n'oserais-je pas délivrer libre patente pour le mariage à un sujet affecté de la sorte, si ce n'est après un long traitement et un bien long stage d'observation.

Quant à l'herpès (l'herpès des syphilitiques, bien entendu), je ne voudrais pas nier sa nocuité possible ; mais je n'ai pas encore eu, pour ma part, l'occasion de la constater.

Et, cela dit, j'ajouterais encore : En l'espèce, le danger ou, pour le moins l'un des dangers et le principal, je crois, c'est l'*erreur diagnostique;* — l'erreur diagnostique facile, fréquente, courante, parfois inévitable, qui consiste *à méconnaître la syphilide érosive*, la syphilide érosive vraie, et à la rapporter à tel ou tel autre type. On la croit « impossible », cette syphilide, à un certain âge de la maladie, alors qu'en réalité elle peut être compagne de vieilles et de très vieilles syphilis. Pour eette raison on se refuse à la diagnostiquer ; par entêtement, par *fanatisme théorique*, on la méconnaît, ce qui aboutit à lui permettre d'exercer sous une autre étiquette son redoutable pouvoir contagieux.

Est-ce assez dire, finalement, si une enquête s'impose sur ces difficiles sujets et si, pour être probante, cette enquête devra être longue, patiente, minutieuse comme analyse et interprétation des faits cliniques à déterminer ?

PRONOSTIC

Les syphilis d'ordre quelque peu spécial que nous venons d'étudier, à savoir les syphilis à évolution secondaire lointaine, comportent-elles une gravité particulière ?

Double réponse : Non, pour les malades mêmes. — Mais, oui, très sûrement, pour autrui. — Quelques mots de développement.

I. — Pour les malades, ce sont souvent des syphilis désagréables, insupportables, qu'eux-mêmes qualifient « d'énervantes, de décourageantes, de démoralisantes », et cela en raison de leurs retours fréquents et inattendus ; mais ce sont aussi des syphilis *bénignes* quant à la nature de leurs accidents. Cette même bénignité se prolonge très généralement dans les étapes plus avancées de la maladie. Et cela se conçoit, car ce sont des syphilis qui, forcément, appellent l'attention sur elles et provoquent des *traitements multiples*, traitements dont elles bénéficient comme préservation d'avenir. Il est donc assez rare qu'elles tournent au tertiarisme.

Je trouve cependant dans mes notes plusieurs cas où elles ont abouti à divers accidents de cet ordre : glossites scléreuses, syphilides tertiaires, exostoses, sarcocèle, nécroses nasales, lésions viscérales. Un exemple : Le dernier malade dont je vous ai parlé (celui qui infecta sa femme à la dix-septième année de sa syphilis par un accident buccal) fut affecté dix-huit mois plus tard d'une pneumopathie gommeuse qui ne manqua pas, bien entendu, d'être prise tout d'abord pour une tuberculose, mais qui, plus tard, guérit avec une rapidité significative sous l'influence du traitement spécifique.

II. — D'autre part, que ces mêmes syphilis soient dangereuses, souverainement dangereuses *pour autrui*, cela va de soi. D'abord, dans leur jeune temps, elles offrent tous les dangers propres à toute syphilis secondaire. Puis, plus tard, elles conservent ou peuvent conserver cette même contagiosité en raison de la qualité de leurs accidents, contagiosité que d'ailleurs elles ont d'autant mieux l'occasion d'exercer que la récidivité est un de leurs attributs les plus communs.

Il va sans dire que de telles tendances les rendent tout particulièrement dangereuses pour le mariage. De cela nous parlerons en détail dans un instant.

Il va sans dire également que ces réviviscences secondaires se produisant à des étapes diverses de tertiarisme constituent dans le monde des prostituées, comme ailleurs, des sources de contamination dont le danger n'est plus à démontrer. Or, sont-elles plus particulièrement fréquentes dans ce milieu spécial? Théoriquement, on pourrait le craindre, étant donné que certaines conditions propres au rappel des accidents secondaires (telles que alcoolisme, tabagisme, excès vénériens, incurie, saleté) s'observent de préférence dans ce triste monde. En fait, nous n'en savons rien.

Comme documents sur la question, nous ne disposons, à ma connaissance, que de deux statistiques dues à un laborieux et sagace observateur, M. le Dr Barthélemy. De ces statistiques ressortent les quelques renseignements que je vais dire.

I. — Sur un nombre de 1.170 prostituées envoyées à Saint-Lazare par la Préfecture de police et affectées d'accidents syphilitiques contagieux, 34 devaient leurs accidents à des syphilis ayant dépassé la période secondaire, à des syphilis âgées, chronologiquement tertiaires. Précisons : 34 étaient sous le coup de syphilis qui dataient *de quatre à douze ans*. A savoir :

Syphilis datant de 4 ans...................... 7 cas
        —   5 — .... 4 —
        —   6 — .... 4 —
        —   7 — .... 1 —
        —   8 — .... 4 —
        —   9 — .... 5 —
        —   10 — .... 6 —
        —   11 — .... 1 —
        —   12 — .... 2 —
                                               ———
                                               34 cas

34 cas sur 1.170 ; cela donne une proportion d'environ 3 p. 100. C'est-à-dire que, sur 100 femmes syphilitiques en état de contagiosité, il y en aurait 3 dont la syphilis aurait dépassé

la troisième année. Petite moyenne, certes, en rapport avec la « sécurité relative qu'offrent les vieilles syphilis », mais moyenne qui cependant n'est pas à dédaigner.

II. — Quant à la localisation et à la qualité des accidents contagieux présentés par ces 34 malades, les mêmes statistiques nous renseignent ainsi :

Ces accidents étaient invariablement constitués par des syphilides, et par des syphilides humides, sécrétantes, toutes *de modalité secondaire*, indéniablement secondaire.

Comme localisations, ils se répartissaient de la façon suivante :

Syphilides vulvaires	15	cas.
— anales	5	—
— périanales, périnéales ou fessières.	3	—
— labiales	7	—
— linguales	6	—

Nul doute qu'une prophylaxie rationnelle ne trouve à tirer parti de cet ensemble de documents.

TRAITEMENT

INDICATIONS THÉRAPEUTIQUES

De tout ce qui précède il ressort une foule d'enseignements que déjà, chemin faisant, j'ai eu soin de vous signaler. Mais il en ressort aussi une série d'indications pratiques que, parlant à de futurs praticiens, j'ai devoir d'étudier devant vous et dont je vais vous parler actuellement.

Ces indications sont de deux ordres : *thérapeutiques* ou *prophylactiques*. Commençons par les premières.

Les syphilis à accidents secondaires tardifs sont des syphilis à contagions tardives. Donc il y a tout intérêt, disons mieux, il y a intérêt *majeur*, en vue de conjurer de tels dangers, à en finir au plus tôt avec des syphilis de cet ordre.

Le bon sens commande donc de recourir en l'espèce à un traitement énergiquement répressif. Ce traitement, quel sera-t-il ?

Les théoriciens, que rien n'embarrasse, les « thérapeutistes en chambre », comme les appelait Ricord, ne manquent pas d'intervenir ici pour proclamer que, contre de telles syphilis, « il n'est qu'une seule méthode qui soit de mise », à savoir les injections, et, entre toutes, la fameuse injection de calomel. « L'injection de calomel, a-t-on dit, il n'y a que cela en l'espèce, il n'y a que cela ! »

Ce à quoi le vrai praticien répondra : que, d'une part, on peut réussir avec toute méthode d'administration du mercure, pour peu qu'on ait appris à en tirer le parti utile qu'elle peut rendre ; — que, d'autre part, on est généralement appelé en l'espèce à mettre en œuvre non pas une seule de ces méthodes, mais plusieurs successivement ; — et enfin, qu'au lieu d'obéir à un système unique, au lieu d'excommunier comme indigne tout autre procédé, il est plus médical et plus sage d'accommoder sa thérapeutique aux indications individuelles relevant du cas particulier.

Mais venons au fait.

Il s'agit de deux choses : 1° pour le présent, supprimer au plus vite les manifestations secondaires d'où peut dériver la contagion ; — 2° pour l'avenir, conjurer le retour d'accidents de même ordre.

A la première indication répond un traitement topique, traitement que je vous ai longuement décrit ailleurs (1) et sur lequel je ne reviendrai pas. A la seconde, s'applique le traitement général.

Celui-ci, pour satisfaire à ce qu'on attend de lui, doit être *énergique* et *prolongé*.

1° *Energique*. — L'expérience apprend ceci relativement à l'ordre de cas qui nous occupe : Échec certain, si l'on s'en tient à un traitement timide, faible, anodin (par exemple, une pilule de Ricord ou de Dupuytren, une cuillerée à bouche de liqueur de Van Swieten, comme doses quotidiennes) ; — succès seulement acheté au prix d'une mercurialisation active, voire, au besoin, intensive.

Il y a trois procédés, comme chacun le sait, pour réaliser cette mercurialisation active :

1° Traitement par ingestion. — Susceptible à coup sûr de fournir de bons résultats (comme, par exemple, sur un de mes malades qui, à la huitième année de la syphilis, a été guéri en douze jours, par les pilules de Dupuytren, d'une syphilide croûtelleuse du cuir chevelu datant d'un an, et qui n'a plus présenté depuis lors le moindre accident) ; — mais traitement peu sûr, infidèle, souvent inférieur au résultat définitif qu'on lui demande, et, en tout cas, relativement lent comme effets.

— A réserver, faute de mieux, aux cas où, pour une raison quelconque, les frictions ou les injections ne seraient pas applicables.

2° Traitement par frictions. — Certainement, beaucoup plus actif et plus sûr.

Comme exemple à l'appui, je citerai le cas d'un de mes malades qui, de la deuxième à la neuvième année de sa syphilis, a été persécuté, en sa qualité d'incorrigible fumeur, par des accidents secondaires de la bouche extrêmement rebelles, devenant parfois confluents et déterminant alors de violentes et insupportables stomatites. Des traitements de tout genre avaient échoué sur lui, et il ne fut définitivement délivré qu'à la suite

____

(1) Voy. *Traité de la syphilis*, t. I.

d'une longue cure de frictions énergiques (de 4 à 10 grammes comme dose quotidienne), dirigée à Uriage par mon savant ami le Dr Doyon.

3° Mais, je le reconnais, la palme revient ici au traitement par injections. C'est là, à coup sûr, en l'espèce, la méthode la plus rapide, la plus énergique et la moins sujette à défaillances.

A quelle injection convient-il de donner ici la préférence? A l'ordre des injections insolubles, je crois; — et, parmi celles-ci, à l'injection d'huile grise, administrée à la dose d'environ 7 centigrammes de mercure, dose que par prudence (prudence exagérée peut-être, mais légitime, je crois) je divise en *deux* injections faites à distance de 4 ou 5 jours (1).

1. L'huile grise a conquis la faveur du public médical, et, vraiment, elle la mérite. Car c'est un bon remède, un remède efficace. Bien positivement, après le calomel, c'est ce que nous avons de mieux. Elle est moins énergique, certes, moins intensive que l'injection de calomel, mais elle a sur cette dernière l'avantage d'être bien mieux tolérée.

Elle est devenue d'un usage très habituel, beaucoup trop habituel, je dirai même *excessif*, inconsidéré. Car elle a ses inconvénients et ses *dangers* (a) qu'on oublie trop. On ne saurait même, a dit M. Gaucher, lui refuser l'épithète de *redoutable*. Il faut donc n'y avoir recours que sur *indication formelle et précise*.

Aussi, bien qu'étrangères à notre sujet actuel, quelques remarques ne seront-elles pas déplacées ici, relativement à certaines fautes qui sont couramment commises dans la posologie et l'administration de ce remède.

D'abord, c'est un tort de prescrire ce remède sous le nom de « huile grise » sans rien spécifier en plus. Depuis Lang, en effet, il a maintes fois changé de formule. Il est des huiles grises de plusieurs titres, à 30 0/0, à 40 0/0, à 50 0/0. Obligation est de dire au pharmacien laquelle on désire.

C'est un autre tort de doser l'huile grise *par gouttes* et de prescrire une injection à « 3, 4, 7, 10 gouttes ». Pas de dosage exact avec ce système. Pourquoi ? Pour deux raisons que voici :

« Qu'est-ce qu'une goutte d'huile grise ? Cela est très différemment évalué par les observateurs. A preuve : le nombre de gouttes d'huile grise contenues dans un centimètre cube serait, pour les uns, de 56; pour d'autres, de 68; pour d'autres encore, de 70, etc.; et rien d'étonnant à cela, car il varie suivant des conditions multiples.

« Puis, avec un instrument comme la seringue de Pravaz (la seule, sauf exceptions rares, que les praticiens aient en poche), comment espérer un débit exact de l'injection ? En effet :

« Avec une huile grise titrée au quarantième, le centimètre cube correspond à 50 centigrammes de mercure, et, par suite, chaque vingtième, c'est-à-dire chaque division de la seringue de Pravaz, à 25 milligrammes de mercure.

« Donc, pour faire avec cette huile une injection de 7 centigrammes de mercure (dose la plus usuelle), il faut injecter trois divisions de la seringue de Pravaz à 25 milligrammes de mercure.

« Or, injecter *exactement* trois divisions, c'est-à-dire *trois vingtièmes* d'un instrument d'aussi petite contenance, est une difficulté presque insurmontable ; cela en raison de la minime distance que doit parcourir le piston. Trop faible, la poussée exercée sur le piston restera en dessous de la dose à injecter ; trop forte, elle dépassera cette dose(ce qui, comme je m'en suis convaincu, est de beaucoup le cas le plus usuel). Bref, avec cette façon de faire, *pas de dosage précis du remède.* » (Dr Edmond Fournier.)

(a) Consulter sur ce point le très intéressant mémoire du Dr Lasserre, ayant pour titre *Passif des injections mercurielles* (Annales de dermat. et de syphil., 1909.

Il est fort rare que l'on soit forcé de faire appel à une injection plus forte, telle que l'injection de calomel. — Je crois celle-ci (même à la dose de 5 centigrammes, que je n'aime guère dépasser) plus active que la précédente ; mais, en raison des inconvénients qu'elle comporte et surtout des douleurs violentes qu'elle provoque quelquefois, je lui préfère, et de beaucoup, l'injection à l'huile grise pour les cas courants.

Parfois, en cas d'intolérance pour ce dernier ordre d'injections, on est forcé de s'en tenir à des injections beaucoup plus douces, mais répétées quotidiennement ou de deux jours l'un. La meilleure en l'espèce me paraît être celle à la solution aqueuse de bi-iodure d'hydrargyre ioduré. [Dose quotidienne : de 1 à 2 centigrammes et au delà (1).]

2° Second point : Nécessité d'un *traitement prolongé*, c'est-à-dire de cures mercurielles répétées. — Et, en effet, relativement aux accidents qui nous occupent, l'expérience clinique apprend encore ceci : qu'après disparition obtenue par une

Deux moyens, seulement, permettent d'obtenir un dosage exact. A savoir :
Ou bien substituer à la posologie par gouttes un système de posologie *par poids*, en formulant l'injection d'huile grise de la façon suivante :

   Huile d'olive stérilisée........... 1 centimètre cube.
   Mercure purifié................. *Quantité désirée*, à savoir :
                        3, ou 4, ou 5, 6, 7, 8, 10 centigr. de mercure.

On saura de la sorte, exactement, la quantité de mercure contenue dans chaque injection.

Ou bien recourir, pour pratiquer l'injection, à des instruments gradués. C'est en vue de satisfaire à ces indications que le Dr Edmond Fournier a fait construire une seringue spéciale, qui n'est autre que la seringue de Luer modifiée de la façon suivante : d'une part, contenance réduite à un demi-centimètre cube ; et, d'autre part, allongement et amincissement du corps de pompe. Ce double dispositif a pour résultat d'augmenter très notablement la course du piston, et il assure ainsi une mensuration cubique facile à lire et, conséquemment, à observer. Impossible de la sorte de se tromper sur la dose à injecter.

— Autre point. « Cette même seringue se prête particulièrement au nouveau mode posologique que je recommande. Soit, en effet, une huile grise titrée à 20 centigrammes de mercure par centimètre cube. Il suffira, avec cet instrument, d'injecter autant de divisions de la seringue qu'on se propose d'injecter de centigrammes de mercure, puisque *chaque division correspond à un centigramme du métal*. D'autre part, la lecture facile des divisions de la seringue exclura tout risque d'erreur dans le dosage (Edm. Fournier).

Il convient en général de ne pas dépasser pour une cure un nombre de *cinq* à *six* de ces injections (environ). Au delà, en effet, il n'est pas rare de voir le remède soit exciter une stomatite quelque peu spéciale et encore peu connue, caractérisée par une tuméfaction sourde et hypertrophique du tissu gingival, soit même retentir sur l'état général en déterminant tels ou tels symptômes de l'intoxication hydrargyrique.

(1) Expérimentée autrefois (vers 1868) par A. Martin, puis abandonnée et tom-

première cure, ils ont une grande tendance à *récidiver* et même récidivent presque infailliblement, si l'on n'a soin d'en prévenir le retour par une *série* de cures spécifiques.

Nous n'avons donc qu'à obéir à cette indication. Or, pour y satisfaire, rien de mieux, je crois, que ce *traitement chronique intermittent* que je me suis efforcé, — de bien vieille date déjà (1), — d'introduire dans la thérapeutique et dont récemment encore je vous traçais les règles.

Une seule remarque à ajouter. — Je vous ai dit qu'il y a généralement avantage, pour la première cure, pour celle à qui l'on demande la disparition des accidents, à recourir à la méthode des injections, voire des injections insolubles. Or, en est-il de même pour les suivantes, pour celles que j'appellerai des cures *préventives ?* Je crois qu'à une époque plus avancée, à l'époque où l'on n'a plus qu'à *prévenir*, « patience et longueur de temps font plus que force et que rage ». On pourra donc avec tout avantage épargner aux malades les ennuis et les inconvénients de la méthode des injections, lesquelles finissent à la longue (on ne le croit pas et on ne le dit pas assez) par devenir *énervantes*, *intolérables*, *odieuses*, et leur substituer des méthodes plus douces, plus acceptables, qui seront plus facilement agréées. D'autant, je le répète une dernière fois, que les accidents auxquels nous avons consacré cette étude se relient à des syphilis persistantes, ancrées dans l'économie, et exigeant, pour rester définitivement silencieuses, un traitement toujours assez long.

Donc, en définitive, commencer le traitement par une, deux ou, au besoin, trois cures d'injections ; — puis, le continuer et l'achever par des cures plus douces, où trouvera place notam-

---

bée dans un injuste oubli, cette injection a été remise récemment en honneur par les travaux de MM. Barthélemy, Lévy-Bing et Lafay.

En voici la formule :

Bi-iodure de mercure..................	10 centigrammes.
Iodure de sodium pur et sec...........	10 —
Eau distillée stérilisée...............	10 centimètres cubes.

Une seringue de Pravaz d'un centimètre cube contient 1 centigramme de bi-iodure (*correspondant à 4ᵐᵍ,4 de mercure*).

« On prépare également des solutions *aqueuses* de bi-iodure de mercure contenant, par centimètre cube, 2, 3, 4, 5 centigrammes et même plus de bi-iodure de mercure associé à poids égal d'iodure de sodium. » (Lafay.)

1. Voy. *Leçons sur la syphilis étudiée plus particulièrement chez la femme*, 1ʳᵉ édit., 1873 ; — et *Traitement de la syphilis*, 2ᵉ édit., p. 650.

Syphilis secondaire. 12

ment la méthode par ingestion, voilà, ce me semble, le plan de campagne à adopter en principe.

Quant à l'iodure de potassium, je n'en ai pas parlé dans ce paragraphe, et à dessein. C'est qu'en effet je ne lui ai jamais reconnu de vertus curatives ou préventives dans les cas dont il vient d'être question.

INDICATIONS PROPHYLACTIQUES

La première et la plus générale des indications de cet ordre se résume en un axiome de prudence, à savoir : *qu'il convient de se méfier de la syphilis* MÊME AGÉE; non pas, bien entendu, au même titre que de la syphilis jeune, car entre l'une et l'autre il n'est pas l'ombre d'une comparaison possible au point de vue des dangers à en redouter; — mais qu'il y a cependant des raisons pour s'en méfier, raisons que vous connaissez de reste par ce qui précède.

Or, précisément, telle n'est pas l'orientation des esprits parmi nous. On ne craint pas la syphilis âgée ; on ne se tient pas en garde contre elle ; on la considère comme inoffensive ; que dis-je même ! elle « donne confiance ». Oui, elle donne confiance. A preuve ce dicton que j'ai entendu cent fois : « C'est une *veine* d'avoir pour maîtresse une *vieille syphilitique*, car elle ne peut plus rien vous donner. »

Nous savons ce qu'il faut penser de telles croyances. Certes il y a une part et une très grosse part de vérité dans le propos populaire que je viens de reproduire, mais il n'est pas la vérité même, tant s'en faut ! La « vieille maîtresse syphilitique » est loin d'être la maîtresse idéalement *sûre* qu'on peut rêver et ne constitue pas un palladium contre la syphilis. Si vous étiez tentés par la « veine » en question, je vous conseillerais de n'en profiter que sous bénéfice d'inventaire. Car il est de vieilles syphilis de tout ordre, d'après l'âge d'abord, puis d'après diverses autres conditions ; et, s'il en est de bonnes (passez-moi l'expression, vraiment singulière en l'espèce), qui pourraient justifier leur réputation, il en est, certes, d'autres qui, comme nous l'avons vu par ce qui précède, risqueraient de faire expier chèrement une trop crédule confiance en leur vertu prophylactique.

C'est ce dont témoignera l'anecdote suivante qu'il faut que

je vous conte, cela pour vous montrer que l'erreur en question peut même envahir un public instruit et pénétrer jusque dans le monde médical.

Un étudiant en médecine, déjà même assez avancé dans ses études, vient me consulter à Saint-Louis à propos d'une érosion de la verge, qui cependant, me dit-il, « ne saurait être suspecte ». J'ai le regret de lui annoncer que cette érosion me semble bien n'être autre qu'un chancre syphilitique.

« Un chancre, et un chancre syphilitique ! Oh ! pour cela, maître, me dit-il, impossible, impossible !

— Et pourquoi ?

— Parce que la femme, la seule femme avec laquelle j'ai eu rapport depuis trois mois, a eu la vérole il y a plus de cinq ans, et j'ai même pris cette femme pour maîtresse *à cause de cela*.

— A cause de cela ?

— Oui, parce que j'étais bien certain que, l'ayant eue, elle ne l'attraperait plus et, conséquemment, ne me la donnerait pas. »

Quelques semaines plus tard notre jeune étudiant, à l'apparition d'une roséole qui confirma mon diagnostic, dut convenir que sa théorie pouvait se trouver parfois en défaut.

Donc, au point de vue de l'aptitude au mariage (car c'est toujours là qu'il faut en revenir), ce serait une grave imprudence que de se borner à consulter l'âge d'une syphilis pour déterminer un tel problème. On n'est aucunement autorisé à dire à un homme : « Vous pouvez vous marier, *puisque votre syphilis est ancienne.* » Car, d'une part, il est nombre de syphilis qui, bien qu'anciennes, sont incompatibles avec le mariage pour diverses raisons ; et, d'autre part, indépendamment de l'âge de la maladie, il est nombre de conditions essentielles à examiner, à analyser soigneusement, avant de se prononcer sur la question d'admissibilité ou de non-admissibilité au mariage.

** **

Second point. — S'il convient que le médecin se méfie de la syphilis âgée, il ne convient pas moins qu'il communique cette méfiance à ses clients, qu'il la répande dans le public non médical, qu'il la dissémine autour de lui. Et cela pour trois raisons, à savoir :

Parce qu'un danger connu est le plus souvent un danger à moitié conjuré ;

Parce que le public non médical est bien loin, comme je vous le disais à l'instant, d'avoir cette salutaire défiance contre la syphilis âgée, qu'il considère, au contraire, comme une garantie, une sécurité ;

Parce qu'enfin certains praticiens, ignorants du sujet ou, ce qui est pis, croyant le connaître sans l'avoir étudié, se font les apôtres imprudents de l'innocuité absolue de la syphilis âgée.

C'est donc un devoir professionnel pour nous, médecins, que d'éclairer le public sur un point de cette importance et de le tenir en garde contre les dangereuses hérésies de la doctrine abolitionniste.

Et, *a fortiori*, une obligation nous incombe-t-elle. C'est, alors que nous accordons la liberté du mariage à un syphilitique que nous croyons guéri, d'ajouter aux recommandations d'usage en pareil cas quelques mots sur *l'éventualité possible des réviviscences secondaires tardives* et sur les dangers qu'elles comportent. Pour préciser, nous avons devoir de dire à cet homme qu'il lui faut compter avec l'imprévu et l'improbable ; — que, contrairement à nos prévisions et en dépit du traitement suivi, il n'est pas impossible qu'une lésion de ce genre vienne à renaître sur lui, et cela à échéance plus ou moins reculée ; — que, si une telle lésion se produit, elle a toutes chances de se produire soit à la bouche, soit aux organes génitaux, mais plus probablement à la bouche ; — qu'elle ne manquera pas de se présenter sous les apparences les plus bénignes, avec la physionomie la plus inoffensive, et qu'elle n'en sera pas moins contagieuse pour cela ; — qu'en conséquence il ait, lui mari, à s'observer en ce sens le plus attentivement possible ; — et qu'à la moindre alerte de ce genre, il s'abstienne obligatoirement de tout rapport, de tout rapprochement, sous peine de risquer d'introduire dans son ménage la pire des contagions.

Et, puisqu'un vieux proverbe assure « qu'un bon averti en vaut deux », cette instruction sera pour le futur conjoint, croyez-le bien, œuvre de saine et bonne prophylaxie.

*
* *

Un troisième enseignement ressort encore des documents précités. C'est qu'il est des syphilis d'un certain ordre qui exposent plus que d'autres à la contamination secondaire tardive, à savoir, comme exemple et prototype, celle que, — de vieille date déjà, — j'ai qualifiée du nom de *syphilis bénigne à formes secondaires récidivantes*, et que vous trouverez décrite dans mon *Traité de la syphilis* (t. I, p. 780) (1). De telles syphilis sont remarquables à deux titres : en premier lieu, par la bénignité usuelle des accidents qui leur servent d'expressions ; — et, en second lieu, plus particulièrement encore, par leurs retours multiples, répétés, incessants. Or, non seulement cette évolution récidivante se traduit au cours du stade secondaire, mais elle se continue ou du moins peut se continuer dans le stade tertiaire, sur lequel on a vu de telles syphilis empiéter largement, parfois même jusqu'à des échéances lointaines, voire extraordinairement lointaines,

---

1. Voici le résumé de la description que j'en donnais dans mes cours :

« *Forme légère à récidives.* — Peu remarquée jusqu'ici, bien que très remarquable, cette forme est tout à fait étonnante, voire extraordinaire parfois comme évolution. Elle consiste sommairement en ceci: *une syphilis bénigne à retours incessants d'accidents bénins.*

« La roséole est un type qu'affectent fréquemment ces retours. Et c'est de la sorte qu'on voit certains malades, bien qu'absolument épargnés par la syphilis à tout autre égard, présenter d'incessantes explosions de roséoles, roséoles, à la vérité, partielles, discrètes et parfois étonnamment discrètes, au cours des premières années de l'infection. Il y a plus encore : c'est que parfois ces récidives de roséole se prolongent bien au delà du terme normal de l'étape secondaire, à savoir jusqu'à la sixième, la dixième, la onzième année.

« Ainsi, un de mes clients, en dépit d'un traitement vraiment correct et prolongé, a subi douze invasions de syphilide érythémateuse au cours des six premières années de sa maladie.

« Cette récidivité singulière peut encore se traduire sous d'autres formes.

« De ces formes, une des plus communes consiste en des poussées multiples, indéfiniment récidivantes, de *syphilides buccales.* Ainsi, il n'est pas rare de voir des malades qui, bien qu'épargnés par la syphilis à tout autre égard, restent sujets *pendant une série d'années* à des poussées éruptives qui se portent invariablement et exclusivement sur la muqueuse buccale. Ces poussées affectent la langue le plus souvent, sous forme d'une série d'érosions généralement petites et très superficielles, ou bien encore de petits îlots de *glossite dépapillante*, à surface rosée, lisse et non érosive. Traitées, ces syphilides disparaissent, mais pour reparaître à échéances plus ou moins rapprochées, et cela non pas une ou quelquefois, mais jusqu'à dix, quinze et vingt fois, si ce n'est même davantage encore.

« Une autre modalité qu'affectent encore quelquefois ces syphilides récidivantes est constituée par une curieuse syphilide péribuccale à laquelle sa faculté étonnante de repullulation a même valu le nom significatif de *syphilide péribuccale récidivante.* Je l'ai décrite précédemment, etc., etc.

dont je vous ai cité maints exemples dans ce qui précède.

Les manifestations les plus habituelles de ces syphilis récidivantes sont ou bien des syphilides cutanées (roséoles notamment, syphilides palmaires ou plantaires, variété particulière de syphilide péribuccale dite, non sans raison, « récidivante », etc.); — ou bien des syphilides affectant les muqueuses génitales ou buccales, et celles-ci plus souvent encore que celles-là. — C'est assez dire le *danger* de telles syphilis au point de vue de la contagion.

Danger qu'accroît encore la qualité *toujours bénigne* de leurs manifestations, lesquelles ne consistent guère qu'en des érosions superficielles, minimes, le plus souvent inoffensives d'aspect. De telles lésions, en effet, sont exposées soit à rester méconnues comme nature (car on ne s'imagine pas la syphilis sous une telle physionomie, surtout à une époque éloignée de son début), soit même à passer absolument inaperçues.

Comme je vous le disais dans un paragraphe précédent (mais je ne crains pas de me répéter sur ce point), *la bénignité même constitue en l'espèce le danger*. On ne se méfie pas de telles lésions; et, à leur propos, on ne s'abstient pas. Résultat : quantité de contagions n'ont pas d'autre origine.

C'est là d'ailleurs ce dont témoignent après coup, quand le malheur est fait, les doléances des malades, très expressives en pareil cas, parce que ce sont presque toujours les mêmes. Écoutez-les : « Mais figurez-vous, docteur, qu'à l'époque où j'ai eu le malheur de contagionner ma femme, *je n'avais rien, ou presque rien*, un *bobo*, une *misère* », à savoir (suivant le cas) un petit bouton à la verge, une fissure à la langue, un aphte à la bouche, une misérable érosion à la lèvre, une écorchure, une « bouffiole » comme en fait la cigarette, etc. »

Aussi bien est-il absolument vrai qu'en fait de contagion les syhilis les plus redoutables ne sont pas celles qui font tapage

Que sont de telles syphilis, à la fois bénignes et vivaces, à la fois rassurantes et décourageantes, rassurantes par la qualité anodine de leurs manifestations, décourageantes par leurs perpétuelles rentrées en scène? — Et pourquoi ces rentrées en scène se font-elles toujours sous la même forme, toujours avec les mêmes symptômes comme expressions? — Est-ce là un mode évolutif naturel, propre à certaines syphilis, ou bien n'est-ce là qu'un résultat artificiel du traitement (car les cas de cet ordre semblent être l'apanage de sujets qui se sont traités, voire longuement et correctement traités)? Toutes questions auxquelles il serait encore impossible de répondre.

Toujours est-il que ces syphilis bénignes à repullulations multiples d'un même ordre d'accidents présentent la maladie sous une forme tout à fait particulière non moins qu'originale, laquelle est propre à *donner l'éveil* au médecin et fracas, mais bien celles à petits symptômes, à « symptômes de rien », à manifestations bénignes, ultra-bénignes, obscures, inoffensives d'aspect, etc. Les premières, on les voit, on s'en méfie, on en a peur ; les secondes, on n'y prend pas garde, on s'y trompe, on les dédaigne, et on les brave. Il est donc facile d'en être victime.

Besoin est-il d'ajouter comme corollaire que les syphilis de cet ordre sont particulièrement dangereuses pour le mariage, voire incompatibles pour longtemps avec le mariage ? De vieille date je les ai signalées et stigmatisées comme telles dans mes leçons sur ce si difficile et si important sujet qui a nom *syphilis et mariage*, et je ne fais que répéter aujourd'hui ce que j'en disais il y a vingt-cinq ans (1).

Donc, messieurs, lorsqu'il vous arrivera d'être consultés sur l'aptitude au mariage d'un sujet éprouvé par une syphilis de cet ordre, redoublez d'attention et de prudence ; examinez bien le cas, disséquez-le minutieusement ; et, si les derniers symptômes de la syphilis en question ne sont pas déjà notablement lointains, s'ils ne remontent pas, par exemple, à plus de quelques années, opposez un *veto* absolu à tout projet matrimonial actuel. Puis, instituez le traitement énergique, voire intensif, dont nous avons parlé précédemment, et attendez-en patiemment les résultats. Finalement, en pareil cas, soyez sévères, plus sévères que de coutume, c'est votre devoir ; et ne délivrez patente nette qu'après un long stage d'observation, pendant lequel la maladie n'aura plus offert la moindre velléité de retours offensifs même sous des formes les plus bénignes.

Un dernier point est encore digne, au point de vue pratique, de toute votre attention.

(1) « ... Tout d'abord, mauvaises pour le mariage sont certaines syphilis qui, sans être graves, présentent une tendance insolite à la reproduction répétée, à la repullulation réitérée, parfois presque incessante, d'accidents variés de forme secondaire, notamment d'érosions des téguments muqueux. C'est ainsi que certains sujets restent exposés pendant plusieurs années, voire quelquefois en dépit du traitement le plus correct et le mieux suivi, à des lésions érosives se localisant surtout à la bouche ou, plus rarement, sur la muqueuse génitale. Ces lésions sont toujours superficielles, limitées, bénignes ; elles guérissent le plus facilement du monde, sous l'influence de la cautérisation aidée de quelques soins locaux, mais elles ne guérissent que pour se reproduire, pour se renouveler indéfiniment. Par elles-mêmes, elles n'offrent aucune importance ; mais elles n'en sont que plus dangereuses pour cela au point de vue de la contagion. » (*Syphilis et mariage.*)

Entre toutes les causes adjuvantes de la syphilis secondaire tardive, il en est une qui se place au premier rang; une dont la nocivité est considérable, c'est le *tabac*, le tabac devenu aujourd'hui, chez l'homme, d'un usage presque général; ce qui fait l'importance de ce que je vais dire. Or, le tabac est pour les syphilides secondaires buccales non pas seulement une cause d'appel, mais encore une cause d'entretien et une cause de rappel, d'évocation, si je puis ainsi parler. Le tabac, certes, est un *malfaiteur* pour la bouche syphilitique, et ses méfaits y sont de deux ordres : d'une part, il y prolonge, il y *éternise* (le mot n'a rien d'exagéré) la période secondaire, et, d'autre part, il y prépare, il y appelle les décharges du tertiarisme. De complicité avec la syphilis il y détermine une foule d'accidents : syphilides secondaires, syphilides tertiaires, syphilomes, syphilome hypertrophique, scléroses linguales ou labiales, glossites dépapillantes, leucoplasie, etc. A ne parler pour l'instant que de ce qui intéresse notre sujet, c'est lui qui, sans contradiction possible, sert d'origine à ces stomatites, à ces glossites secondaires si étonnamment tenaces, si extraordinairement récidivantes, que je vous ai décrites dans ce qui précède et qui, se prolongeant parfois jusqu'à des termes avancés de la période tertiaire, risquent de semer sur leur route de nombreuses contagions.

Pour ma part et d'après ce que j'ai observé, j'accuse le tabac d'avoir été, pour la très grande majorité des cas précités, le FACTEUR RESPONSABLE DES CONTAGIONS BUCCALES; car c'est lui qui a excité, entretenu, perpétué, éternisé dans la bouche des pullulations et des repullulations syphilitiques, lesquelles, sans lui, n'auraient pas vu le jour.

Théoriquement, on croirait des plus simples le remède à des lésions de cet ordre et aux conséquences qu'elles comportent; car le remède, c'est tout simplement le renoncement au tabac. Mais, pratiquement, c'est une tout autre affaire, comme en témoignent l'expérience, et cela même alors (le croirait-on?) qu'il s'agit d'un acte de la vie des plus importants, du plus important peut-être, à savoir du mariage.

Et la difficulté, l'obstacle en l'espèce, vient non pas de la maladie, mais — qui le croirait? — du malade! Je précise.

On ne saurait imaginer (et c'est pour cela que, vieux praticien, j'insiste près de vous, messieurs, sur des choses de pratique que vous pouvez ne pas connaître), on ne saurait imaginer, disais-je, à quelle résistance se heurte le plus souvent le médecin, alors qu'il s'agit d'empêcher un fumeur de fumer. S'abstenir de fumer est pour nombre de sujets un *sacrifice* auquel ils ne peuvent consentir, auquel il est au-dessus de leurs forces de consentir. Il en est bien peu qui, du premier coup, obéissent à cette proscription du tabac. « Demandez-moi, docteur, tout ce que vous voudrez, me disait récemment un malade de ce genre ; prescrivez-moi les traitements les plus pénibles, les plus durs, je vous obéirai ; mais laissez-moi ma cigarette. » Que de fois encore n'ai-je pas entendu des propos tels que le suivant : « Que voulez-vous ? docteur ; c'est plus fort que moi, c'est instinctif, c'est machinal, c'est maladif, c'est bête, absurde, tout ce que vous voudrez, mais quand je n'ai pas ma pipe ou mon cigare ou ma cigarette, je suis comme une âme en peine ; il me manque quelque chose... D'abord, je ne digère pas, quand je ne fume pas ; si, donc, vous m'empêchez de fumer, je ne digérerai plus, et alors ?... » Etc., etc.

Or, comme le renoncement au tabac est presque toujours (je devrais, je crois, dire toujours) la condition *sine qua non* de guérison, il suit de là, que, dans les circonstances où il s'agit d'un mariage, le médecin a le devoir de l'exiger du malade ; et, précisons bien, de l'exiger non pas seulement à l'état de promesse, mais de fait accompli, réalisé (1).

J'insiste encore, car nous sommes ici en face de choses de pratique par excellence, en face d'une difficulté de tous les jours, et j'insiste pour dire, de par l'expérience que j'ai acquise sur ce triste sujet, de par les malheurs que j'ai en souvenir, que nous n'avons le droit moral de laisser marier un syphilitique fumeur qu'après un long stade d'immunité buccale complète et après désaccoutumance acquise, *démontrée*, du tabac. Tant pis pour ceux qui, suivant l'expression d'un de mes clients, trouveraient cela une « rigueur tyrannique » ! Franchement, alors que, syphilitique, on aspire à devenir époux et père, ce n'est pas payer trop cher une sécurité d'avenir pour sa future famille, — et pour soi aussi, d'ailleurs, — que de l'acheter au prix du renoncement au tabac.

(1) Feulard a signalé de même ces dangers du tabac dans la syphilis par rapport au mariage : « ... Il y a lieu de se montrer plus sévère par rapport au mariage envers les malades fumeurs et sujets aux érosions buccales, le tabac jouant un rôle manifeste dans la prolongation de la durée contagieuse de la syphilis. »

RÉSUMÉ

J'ai fini, messieurs, et j'ai dit, ce me semble, tout ce que j'avais à dire sur le sujet qui vient de servir de thème à ces conférences.

Voulez-vous maintenant que, jetant un regard en arrière, nous passions en revue les diverses étapes que nous venons de parcourir ?

I. — Comme point de départ, nous avons constaté un premier fait indéniable, irrécusable, à savoir : survie possible de la syphilis secondaire au delà et bien au delà des limites chronologiques qui lui sont ordinairement assignées. En autres termes, il est possible et même, — disons mieux, — il est fréquent de rencontrer dans une période avancée de la syphilis, au cours de ce qu'on appelle la période tertiaire, des accidents de forme secondaire, d'objectivité secondaire, des accidents identiques à ceux-là même qui sont d'observation courante dans les étapes jeunes de la maladie.

II. —La plupart des symptômes secondaires peuvent, par dérogation aux lois usuelles de l'évolution syphilitique, prendre place dans la période tertiaire. Mais il en est quelques-uns qu'on y rencontre bien plus souvent que d'autres. A savoir :

1° Les **syphilides cutanées,** notamment les syphilides de *type érythémateux (roséoles* diverses, auxquelles il faut joindre un type particulièrement tertiaire, dit non sans raison *érythème tertiaire)* ; — et les *syphilides papuleuses,* en tête desquelles figure, comme type le plus habituel, la localisation connue sous le nom impropre, mais consacré, de *psoriasis palmaire* et *plantaire.*

Et 2° les **syphilides muqueuses** de tout siège, spécialement les *syphilides génitales* et *buccales,* celles-ci bien plus communes que celles-là et en l'espèce tout à fait remarquables par leur extrême fréquence au delà de la période secondaire.

III. — Ces invasions tardives de types secondaires transportés de la sorte dans l'étape tertiaire se font à des **échéances** très diverses : le plus souvent et de beaucoup dans les premières années, du tertiarisme ; — souvent un peu plus tard ; — parfois plus tard encore ; — et, plus rarement, à terme tout à fait distant de la période secondaire.

En tout cas, ce qu'il y a d'inattendu, de surprenant, d'extraordinaire, c'est de rencontrer des accidents de physionomie secondaire jusqu'à la douzième, la quinzième, la vingtième année, voire au delà, contrastant ainsi de la façon la plus formelle, comme qualité de manifestations, avec l'âge avancé de la maladie.

Deux types, à ce point de vue, tiennent le record, à savoir : la *glossite dépapillante*, qu'on a observée jusqu'à la vingtième, la vingt-huitième, la trentième année de l'infection ; — et la *syphilide palmaire* ou *plantaire*, tout à fait désordonnée, indisciplinée, s'affranchissant de toute dépendance chronologique, susceptible en un mot d'entrer en scène presque à toute échéance.

IV. — Pour la plupart des cas, ces **syphilides anachroniques** sont modifiées comme expression dermatologique, adultérées, souvent réduites à des types atténués, appauvris, amoindris, frustes, parfois même presque abortifs.

D'autres fois, inversement, elles conservent les caractères de l'étape à laquelle elles appartiennent. En nombre de cas, par exemple, un psoriasis palmaire ou plantaire survenu à la dixième ou la quinzième année de la maladie n'est que le sosie d'un psoriasis des premières années, voire des premiers mois de l'affection.

De même, il n'est parfois aucune différence entre une plaque muqueuse survenue sur un sujet affecté de syphilis depuis six, huit ou dix ans, et une plaque muqueuse symptomatique d'une syphilis toute jeune, datant de quelques mois.

Au reste, il est de remarque que les plaques muqueuses anachroniques, j'entends celles qui se produisent en pleine période tertiaire, affectent le plus souvent la forme la plus bénigne et la plus superficielle des syphilides muqueuses, à savoir la forme jeune par exellence, la forme *érosive*, celle des premiers temps de la maladie.

V. — Cette syphilis à réviviscences secondaires tardives a-t-elle ses causes ?

Quelquefois, elle est provoquée et entretenue sur un point par une irritation locale, telle que l'irritation que détermine le tabac sur les muqueuses buccales, sur la langue notamment. Mais, d'autres fois, elle se produit sans appel local. Et alors, la seule interprétation rationnelle que nous trouvions à lui donner est celle d'un traitement incomplet qui, suffisant à contenir la maladie dans des formes atténuées, est insuffisant à l'éteindre absolument. Telle est, en effet, la condition commune à la plupart des sujets éprouvés par les réviviscences tardives de forme secondaire ; ils se sont traités pour un temps, voire assez bien traités, et ils ont abouti de la sorte à se sauvegarder du tertiarisme, mais non de la syphilis secondaire tardive.

VI. — Les syphilis à réviviscences secondaires tardives ne sont pas, sauf exceptions rares, des syphilis dangereuses pour les malades, et cela sans doute parce que leurs poussées multiples donnent lieu à des traitements multiples dont elles finissent par bénéficier.

En revanche, ce sont de mauvaises, de détestables syphilis *pour autrui*, et voici pourquoi.

VII. — C'est que la syphilis secondaire tardive a pour corollaire, pour conséquence, la **contagion syphilitique tardive**, j'entends la contagion transmise par telle ou telle réviviscence secondaire survenue à long terme, au cours du tertiarisme.

On ne croyait pas, et aujourd'hui encore certains de nos confrères ne croient pas à cet ordre de contagions. Il faut y croire.

Il faut y croire, parce que la science s'est prononcée sur ce point. Des recherches modernes multiples ont irréfutablement établi l'authenticité de contagions de syphilis transmises à des sujets sains par des malades anciennement et très anciennement syphilitiques, sur lesquels, en pleine période tertiaire, s'étaient produits des accidents de modalité secondaire, tels que plaques muqueuses génitales ou buccales. Ce fait, en lui-même, ne supporte plus discussion. Il est.

VIII. — Mais à quelles échéances de la maladie les contaminations de cet ordre ont-elles été sûrement observées ?

Ici, division nécessaire, par logique et prudence.

De la quatrième à la dixième année de la maladie, lesdites contaminations ont été observées en nombre suffisant et dans des conditions d'authenticité suffisantes pour que l'ombre d'un doute ne puisse subsister à leur égard.

Au delà de la dixième année, ces mêmes éléments de certitude font défaut. Certes, quelques observations bien étudiées semblent encore établir la possibilité de contagions semblables s'étant produites — toujours dans les mêmes conditions, — au cours de la douzième année, de la treizième, voire des dix-septième et dix-huitième années. Mais ce sont là des faits rares, clairsemés, uniques même pour les deux dernières de ces échéances. Donc, ce ne sont là que des *faits d'attente*, qui demandent à être confirmés ou infirmés par une enquête supplémentaire. Aussi, bien qu'ayant tendance à y ajouter foi, suis-je le premier à les tenir en suspicion et à vous dire : Arrêtons-nous là ! Aucune conclusion à tirer de ces derniers faits, du moins quant à présent. Sachons attendre.

IX. — D'autres problèmes d'ailleurs restent également en suspens. Ainsi, qu'est-il à craindre, au point de vue de la contagiosité, de certaines affections qui sont si particulièrement communes dans la bouche des vieux syphilitiques, telles que :

Glossite dépapillante ;

Leucoplasie et érosions leucoplasiques ;

Herpès récidivant ;

Glossite exfoliante marginée, etc. ?

Une nouvelle enquête est également nécessaire pour éclairer ces obscurités.

X. — Les notions qui précèdent ne doivent pas être perdues pour la pratique. Car il en ressort des indications utiles à recueillir, **indications thérapeutiques** ou **prophylactiques.** Exemples :

Puisque les syphilis à réviviscences secondaires sont des syphilis à contagiosité tardive, il y a intérêt général à en finir au plus tôt avec elles, et, dans cette visée, l'indication est de les attaquer par un traitement intensif.

Au lieu d'accorder aux syphilis âgées la sécurité absolue dont on leur a fait honneur jusqu'ici, il convient plus prudemment de se tenir en garde contre elles, et de prévenir le public, en général trop confiant à leur égard, des dangers qu'elles peuvent encore comporter, notamment par rapport au mariage.

Par rapport au mariage, enfin, il y a indication formelle à se méfier plus particulièrement de certaines syphilis, telles, par exemple, que les suivantes : syphilis à réviviscences secondaires ; — variété particulière de syphilis justement décrite sous le nom de « syphilis bénigne récidivante » ; — et surtout, par dessus tout — en raison de leur énorme fréquence — syphilis compliquées de stomatite nicotique, le tabagisme ayant pour effet très habituel de prolonger, voire d'éterniser parfois dans la bouche les manifestations de syphilis secondaire, dont je n'ai plus à dire le danger.

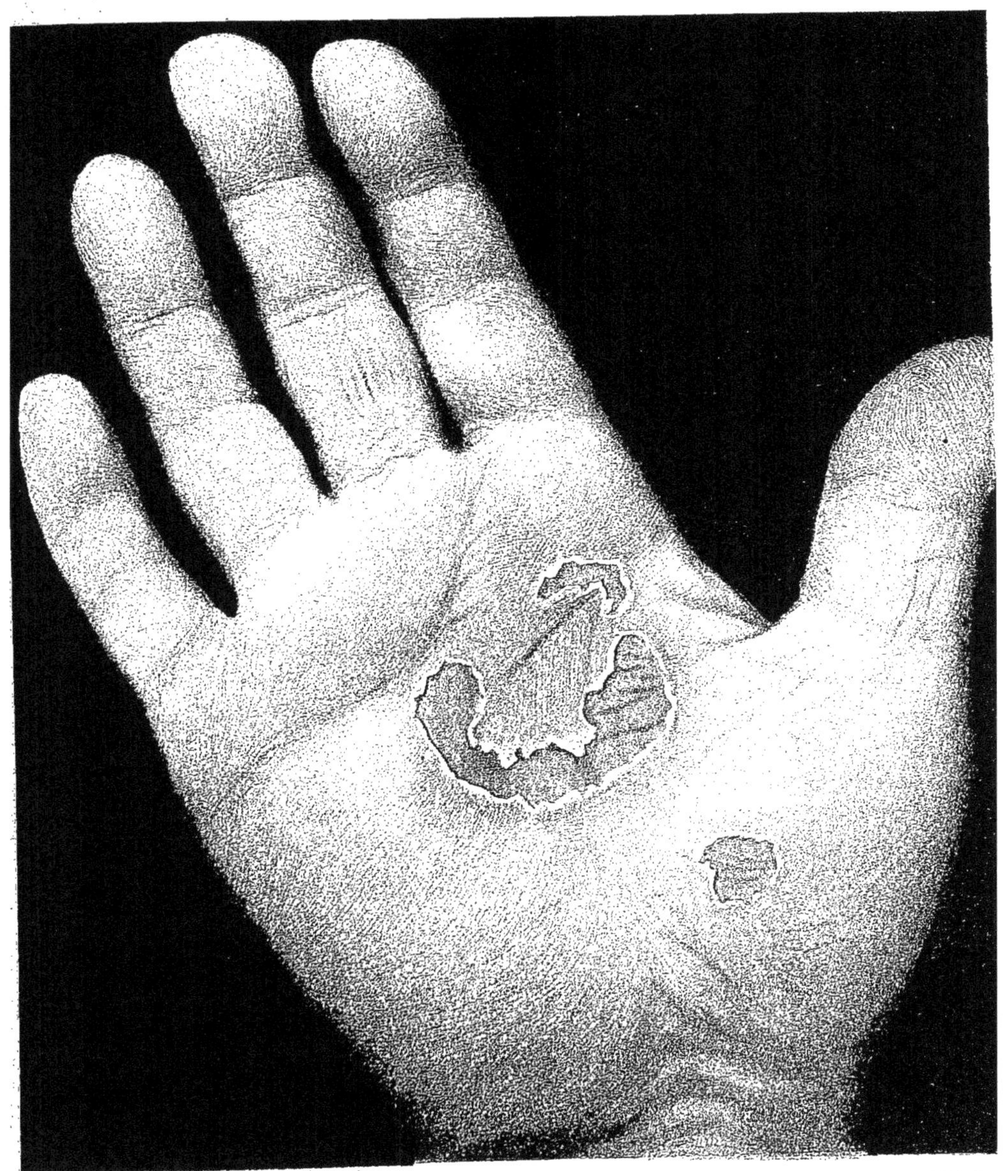

Larivière lith.

Vigot frer.

PSORIASIS PALMAIRE TARDIF.
Syphilis âgée de 29 ans.

IMP L LEFONTAINE PARIS

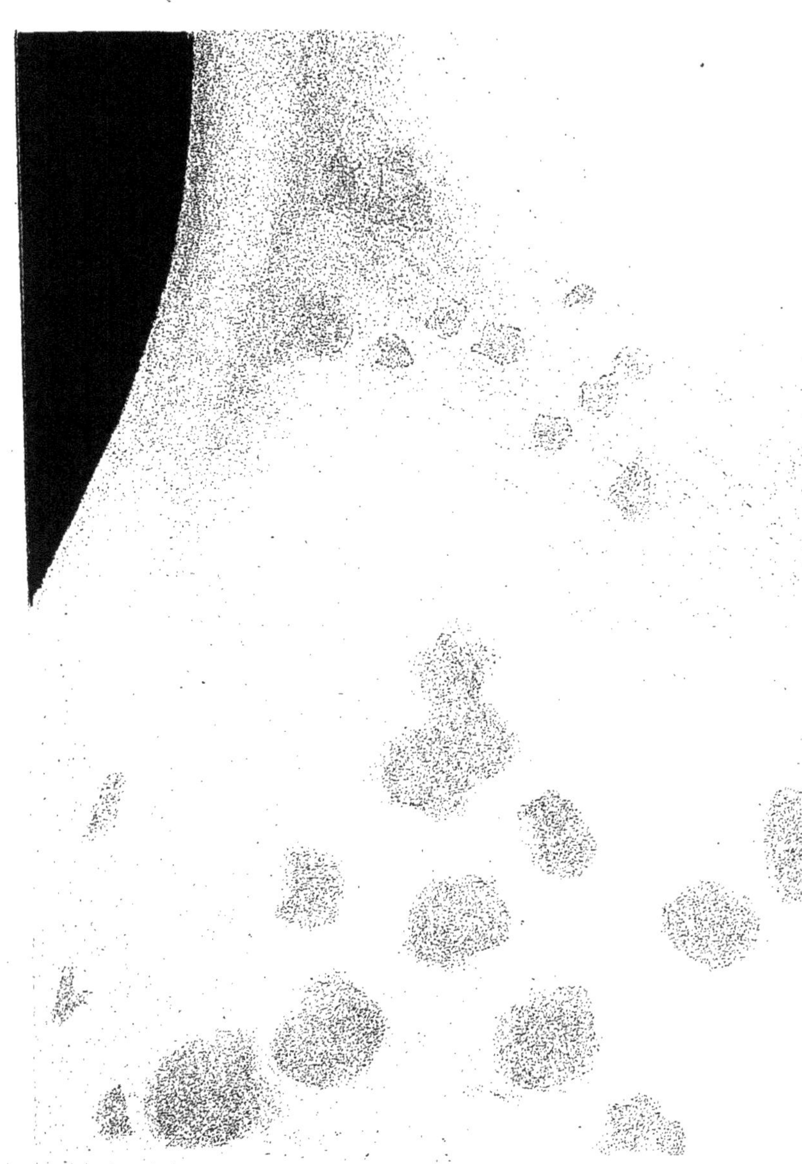

ÉRYTHÈME TERTIAIRE.
Modalité lenticulaire.

IMP. L. LAFONTAINE. PARIS.

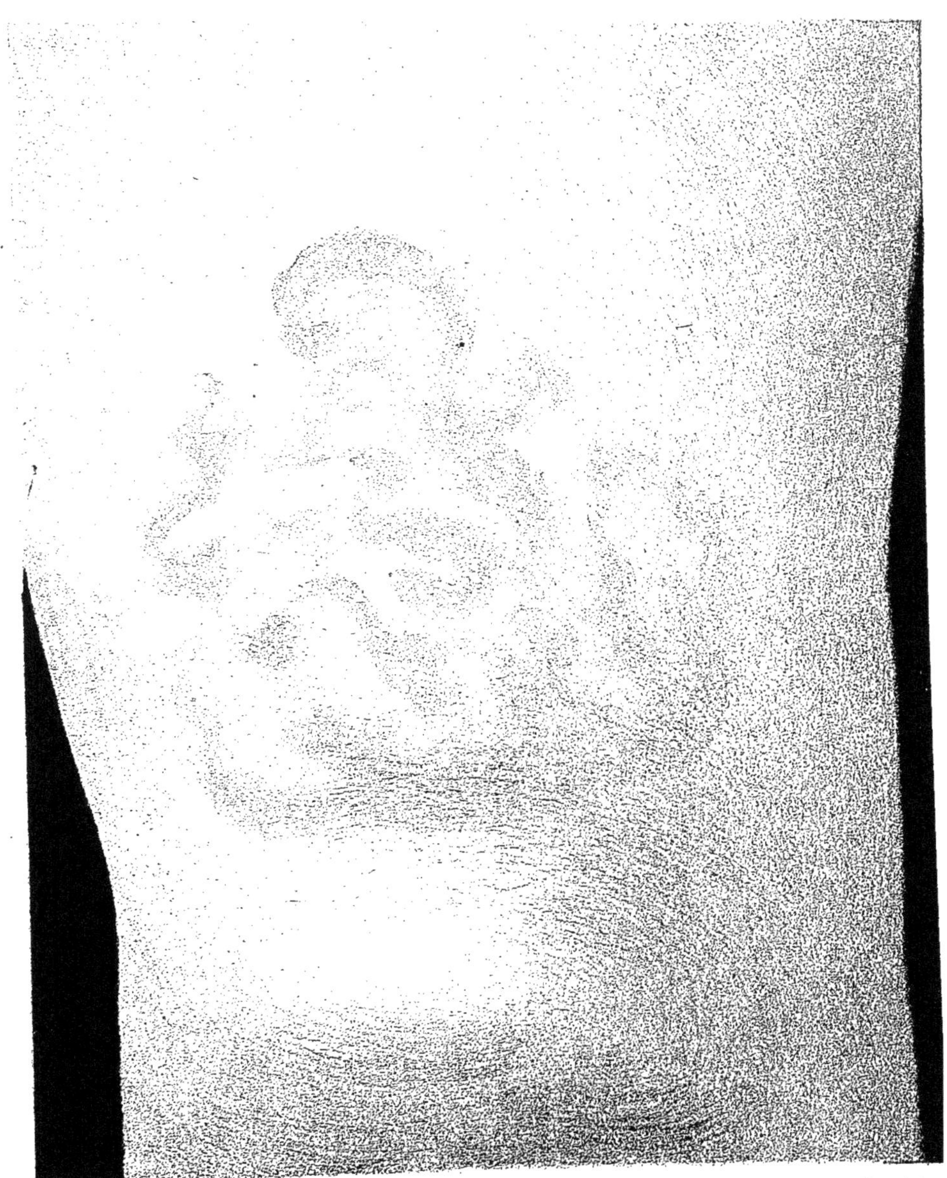

Larivière lith.   Vigot frères

ÉRYTHÈME TERTIAIRE.
Modalité circinée.

IMP. L. LAFONTAINE, PARIS.

Larivière lith.

Vigot fr.

ÉRYTHÈME TERTIAIRE.
Modalité circinée.

IMP. L. LAFONTAINE, PARIS.

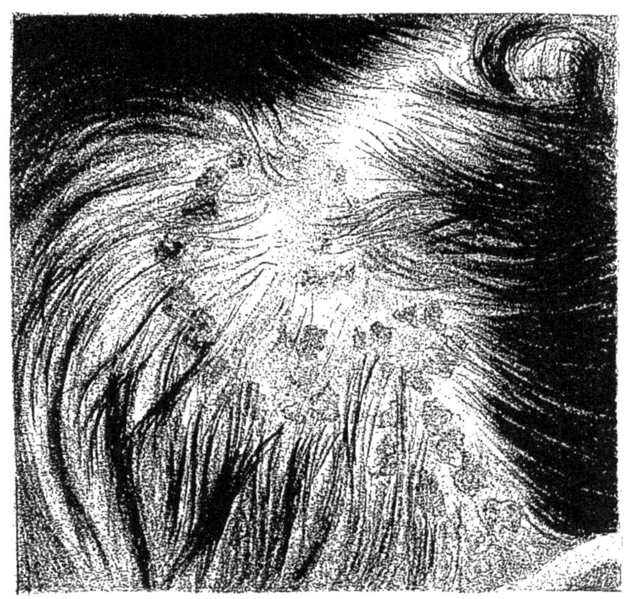

SYPHILIDE PAPULO-CROUTELLEUSE DU CUIR CHEVELU.
Syphilis agée de 23 ans.

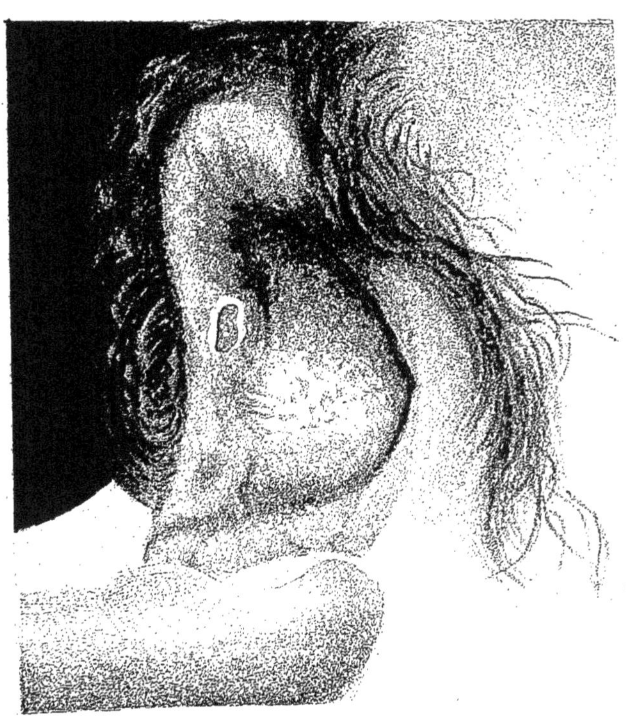

Larivière lith.

LEUCOPLASIE (ÉROSION LEUCOPLASIQUE).

Vigot frères

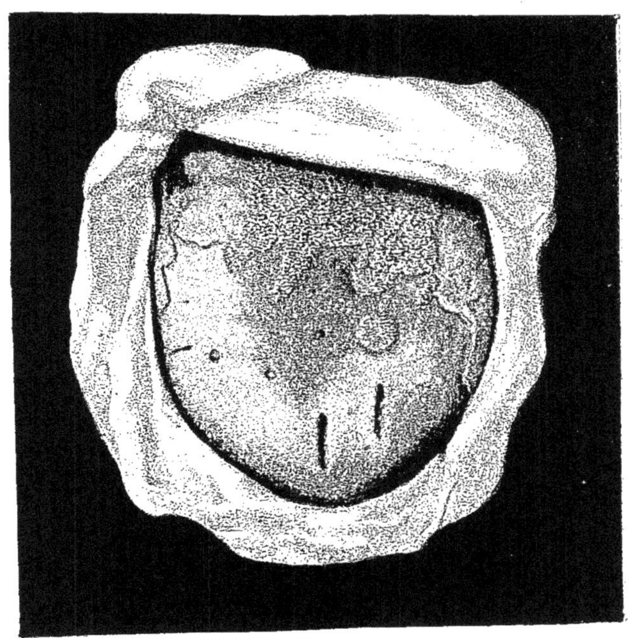

GLOSSITE DÉPAPILLANTE, EN NAPPE.
Syphilis âgée de 10 ans.

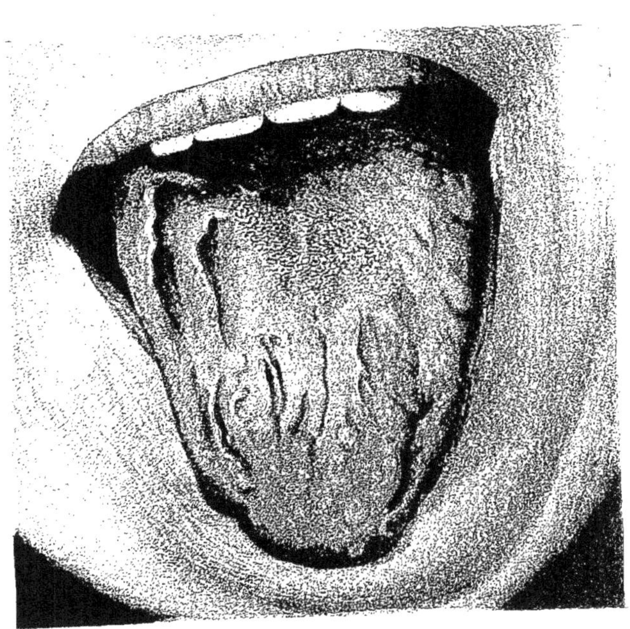

Larivière lith.

Vogel frères

GLOSSITE EXFOLIANTE MARGINÉE.

IMP. L. LAFONTAINE, PARIS.

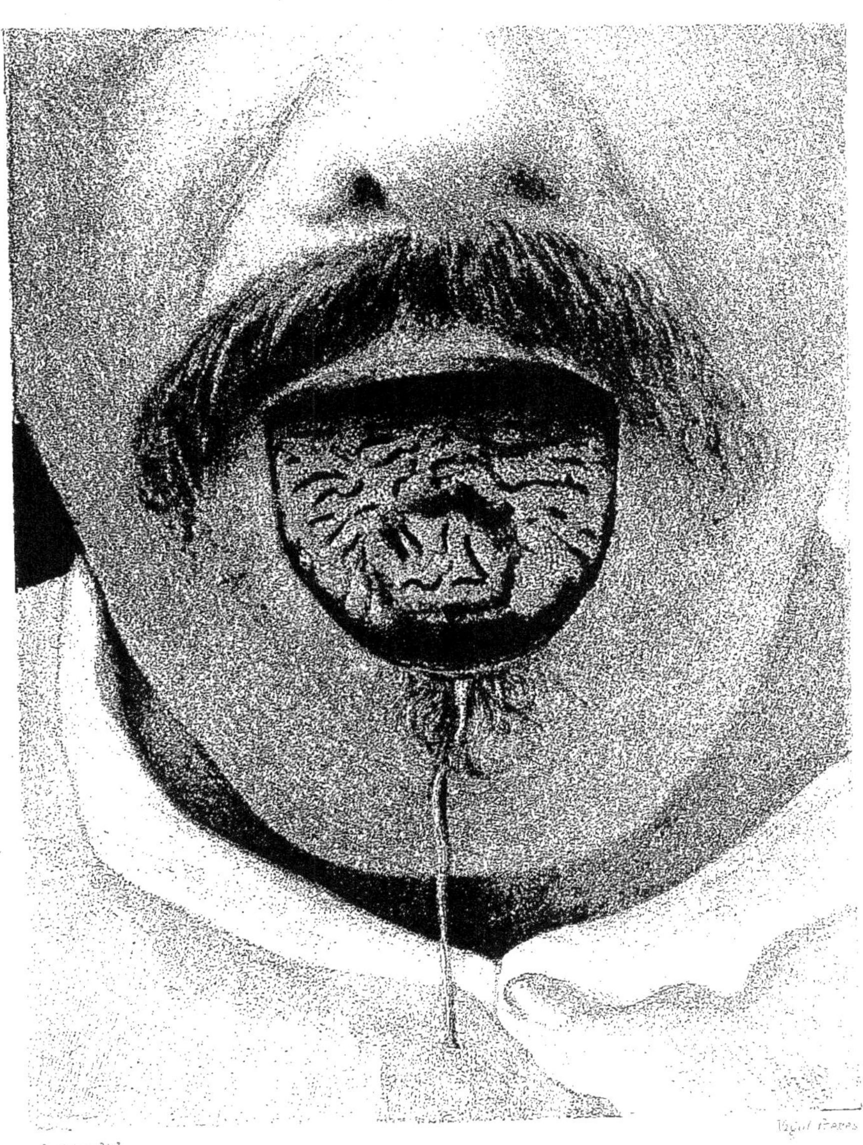

GLOSSITE DÉPAPILLANTE (FORME CIRCINÉE).
Syphilis âgée de 28 ans.

IMP. L. LAFONTAINE, PARIS

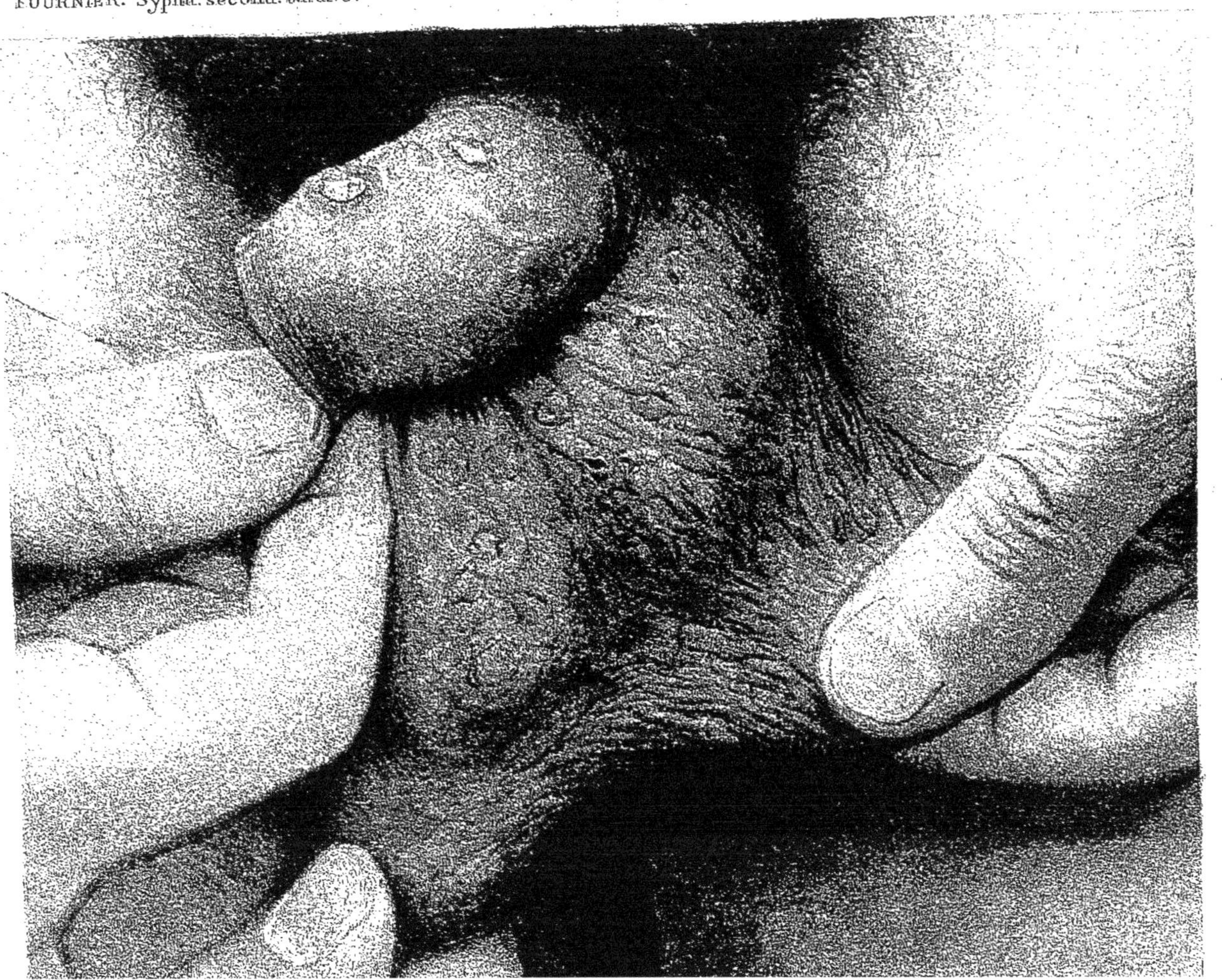

FOURNIER. Syphil. second. tardive.

TABLE DES MATIÈRES

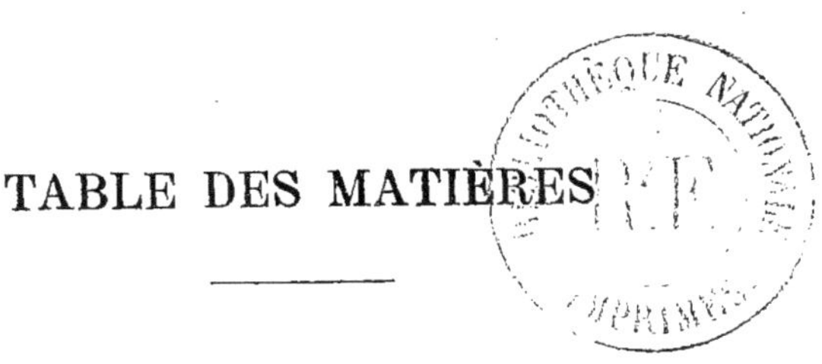

Syphilis secondaire.

PROBLÈMES A L'ÉTUDE

PRONOSTIC

TRAITEMENT

Tours, imp. DESLIS FRÈRES, 6, rue Gambetta.

www.ingramcontent.com/pod-product-compliance
Ingram Content Group UK Ltd.
Pitfield, Milton Keynes, MK11 3LW, UK
UKHW021527080726
13613UKWH00008B/279